신예희

갱년기에 들어선 1인 가구 여성 프리랜서. 대학에서
산업디자인학을 공부하고 25년 넘게 만화 그리고 글 쓰는
삶을 살고 있다. 2000년대 초반부터 현재까지 온라인에서
'물좋권'(물건이 좋지 않으면 권하지 않아요) 목록을
이어 가며 현명한 소비 생활을 돕는 자발적 영업왕을 자처한다.
『돈지랄의 기쁨과 슬픔』『지속가능한 반백수 생활을 위하여』
등의 책을 썼고, EBS 팟캐스트 『신예희의 뭐하고 사세요?』를
진행했으며, 여행과 음식에 관한 여러 권의 에세이를 펴냈다.
완경 이후 몸의 다양한 변화를 관찰하고 건강하게 나이 들기
위하여 여러 가지 운동을 경험했고, 생활스포츠지도사 자격에
도전하고 있다.

나이 드는 몸 돌보는 법

© 신예희 2025
이 책은 저작권법에 의해 보호받는 저작물이므로
무단전재와 복제를 금합니다.
이 책 내용의 전부 또는 일부를 이용하려면
저작권자와 도서출판 유유의 서면동의를 얻어야 합니다.

나이 드는 몸 돌보는 법

완경 전에 알아야 할 체력, 시간, 돈 준비 가이드

신예희 지음

들어가는 말
뭘 했다고 벌써 갱년기라는 거야

"갱년기요? 제가요? 에이, 설마요!"

50년 가까이 이 몸으로 잘 살았는데, 언젠가부터 낯설게 느껴지기 시작했다. 관절과 근육과 오장육부가 이리저리 흔들거리더니 정신건강까지 야금야금 위협한다. 옆에서 보던 사람들도 이상하다고 느꼈는지 조심스레 한마디씩 한다. 요즘 피곤해? 몸이 무거워 보이는데, 별일 없어? 얼굴이 너무 빨간데 괜찮은 거야? 컨디션은 엉망이지만 거울 속 얼굴이야 매일 보는 거라 외적인 변화는 잘 느끼지 못했는데 어지간히 달라 보였나 보다. 혹시 큰 병이면 어쩌지? 잔뜩 긴장한 채 병원을 찾으니 그저 때가 되어 완경된 것뿐이란다. 누구나 겪는,

흔하디흔하고 당연한 환경.

하지만 갱년기까진 미처 생각하지 못했다. 힘들고 구질구질한 건 왠지 남의 일일 것만 같고, 나는 자연스레 우아하게 나이 들 거라 기대했다. 하지만 다들 아시다시피 그런 기적은 일어나지 않는다. 반가운 일이든 달갑지 않은 일이든, 남들 다 겪는 건 나도 겪기 마련. 비슷한 시기에 일에서도 슬슬 한계를 느끼기 시작했다. 프리랜서로 다양한 일을 하며 어떻게든 경력을 이어 왔지만 어느새 25년, 이젠 끝인가 싶은 거다. 직장인 역시 25년 차쯤 되면 비슷한 고민을 할 것 같다. 언제까지 일할 수 있을까, 남은 인생을 어떻게 꾸려 가야 할까, 여기서 뭘 더 어떻게 돌파구를 찾아야 할까? 그 와중에 내가 나이 먹은 만큼 부모도 나이 들어 팔순을 앞둔 노인이 되어 있다. 안쓰러운 마음과 책임감이 이리저리 섞이니 눈만 마주쳐도 가슴이 덜컥할 만치 부담스럽다. 이 모든 게 한 번에 들이닥치니 안팎으로 탈탈 털린다. 그야말로 중년의 대위기다.

화가 치민다. 내가 뭘 했다고 벌써 갱년기라는 거야. 난 그냥 열심히 살았을 뿐인걸. 뭘 샀는지도 모르겠는데 카드값 폭탄 맞은 것처럼 억울하고, 딱히 먹은 것도 없이 둥실둥실 살 찐 것처럼 원통하다. 40대 후반에 갱년기라니, 최소한 이보다는 훨씬 나이 먹은 다음에 찾아오는 거 아니었어? 애써 반문해 보지만, 거울 속의 나는 충분히 나이 먹고 찌들었다.

한동안 나의 갱년기가 주위 친구들 사이에서 단연 화제였다. 또래보다 좀 일찍 완경된 거라 많이들 궁금했던 모양이다. 어떤 증상이 생기는지, 병원에선 무슨 검사를 하는지, 잘 듣는 약이라든가 치료법이 있는지 등등. 가는 데는 순서 없다고, 결국 다들 겪게 될 일인데 물어볼 곳이 마땅치 않으니 너무 궁금하겠지. 나도 그랬으니까. 마음이 얼마나 쓸쓸하고 외롭고 울적한지 따위를 물어보는 사람은 없었는데, 당연하지. 나라도 그렇겠다. 코앞에 현실이 닥쳤으니, 신세 한탄 대신 실질적인 이야기가 필요하다.

갱년기를 맞기 전에는 이 시기를 그저 감성적인 언어로만 표현하고 감상적인 시선으로만 바라봤다. 드라마와 영화, 광고 등 미디어에서 보여 주는 갱년기란 게 워낙 두루뭉술하고 애매모호하니까. 갱년기를 중년 여성이 히스테릭해지는 시기로 단순히 묘사하는 것만 봐도 그렇다. 가족들이 꽃다발과 함께 우리 엄마 화이팅을 외치며 무조건 떠받들거나 눈치 봐야 하는 시기로 표현되는 것이 대부분이라 엄마만의 문제로 치부하기 쉽다.

하지만 세상에는 엄마가 아닌 채로 갱년기라는 인생의 시기를 맞은 사람이 꽤 많다. 나만 해도 그렇다. 나는 그냥 나, 개인으로 존재한다.

갱년기란 성호르몬의 감소로 인해 시작되는 것인 만큼, 여성과 남성 모두에게 증상이 나타날 수 있다고 한다. 각종 의학 용어를 알기 쉽게 설명해 놓은 서울아산병원 웹페이지의 안내에 따르면 남성의 경우 30대 전후부터 테스토스테론 호르몬이 해마다 약 1퍼센트씩 감소하며, 40대 이상 남성 중 약 30퍼센트가 남성 갱년기 증상을 나타내는 것으로 추정된단다. 그러나 남성 갱년기 증상은 성욕 감퇴와 발기부전, 성관계 횟수 감소 등 성생활과 관련된 것이 주를 이루는 데 비해 여성 갱년기 증상은 귀찮고 짜증 나고, 성가신 정도에서부터(가령 갑작스러운 발한) 실질적으로 목숨을 위협하는 것까지(가령 급격한 골밀도 저하) 다양하다. 골고루 그 증상을 겪는 중인 당사자로서, 이 책에서는 여성의 갱년기에 관한 이야기를 중심으로 다루기로 한다.

적절한 예방과 신속한 대처, 꾸준한 치료가 필요한 문제를 미디어에서 한없이 가볍게 다루다 보면 도움이 필요한 당사자가 제대로 입을 열기 어렵다. 그러잖아도 중년의 건강은 과소평가 되는 경향이 있고, 특히 여성의 건강은 종종 비하 섞인 농담거리가 된다. 부당한 상황에 항의하는 여성의 이야기에 귀 기울이긴커녕 생리 중이냐며 비웃는다든가, PMS(월경전증후군)라서 예민하게 군다는 식이다. 이삼십 대에도 내내 그런 소리를 들었는데, 이제는 그게 "벌건 얼굴로 화를 내는 갱년기 아줌마"란 소리를 듣는걸로 바뀌었다. 이 흐름이 고스란히 중년 이후에도 이어질 줄은 미처 몰랐다.

그래서 티를 내기로 했다. 어떤 문제를 겪는지, 어떻게 싸우는 중인지, 얼마나 많은 헛발질을 하는지까지 나의 갱년기에 관해 이야기 나누기로 마음먹었다. 그러면 어떤 일이 벌어질까? 누군가는 겁먹을지도 모르겠다. 말도 안 돼, 그런 증세가 생긴다고? 누군가는 피식 웃을지도 모르겠다. 고작 그 정도로 되게 엄살 피운다면서. 누군가는 엄마, 이모, 고모 등 주변 여성을 떠올리며 마음 아파할지도 모르겠다. 다 좋다. 내가 바라는 건 이 책을 통해 갱년기에 관해 한 번 더 생각하고 말하게 되는 거다. 유교 국가의 여성답게 조용히 숨어서 끙끙 앓는 건 그만두자.

내가 경험해 보니 갱년기는 '극복'하겠다는 식으로 접근하면 곤란하고 살살 적응하는 쪽이 맞다. 질병이 아니라 말 그대로 생의 한 시기를 맞이한 거니까. 싸워 이길 수도 없는 게, 필연적으로 지는 싸움이다. 우리 모두 늙고 병들고 죽을 것이다. 기꺼운 이야기는 아니다. 세상에 어느 누가 노화를 순순히 받아들일 수 있을까? 곱게 나이 먹기란 얼핏 들으면 아름답고 소박한 소망 같지만 실은 환상일 뿐이다. 곱긴 뭐가 고와. 몸 곳곳의 기능이 나빠지는데, 그 과정에서 고통이 따르는데, 대체 어떻게 곱기까지 하겠는가.

다만 벼랑 아래로 떨어지는 것보다 되도록 부드럽게 연착륙하듯 노화하고 싶은 소망이 있다. 별일 없다면 나는 지금부터 40~50년은 더 살아야 한다. 오만 데 아프지 않은 곳이 없는 상태로 50년이라고 상상하면, 하이고, 벌써 눈물이 난다. 그러니 뭐가 되었든 해 보려고 한다. 손톱만큼이라도 덜 힘들도록 미리 맷집을 키워 놓는 심정이라고나 할까. 이왕이면 독자 여러분과 함께라면 좋겠다. 함께 땀 뻘뻘 흘리며 운동하고, 함께 골다공증 검사도 받으면 좋겠다. 혼자만 이렇게 힘든 거라 생각하면 너무 울적하니까.

갱년기를 피할 수 없는 모든 분과 함께 이야기 나누고 싶다. 즐겁지만은 않은 글이지만, 부디 즐겨 주시길.

들어가는 말
— 뭘 했다고 벌써 갱년기라는 거야 ⋯ 9

1   생리를 그리워할 줄이야 ⋯ 17
2   약도 없다는 갱년기, 본격 치료 시작 ⋯ 27
3   호르몬 약, 먹을까 말까? ⋯ 35
4   갱년기 필수 준비물은 다름 아닌 적금통장 ⋯ 47
5   중년의 운동은 달라야 한다 ⋯ 59
6   삶의 질을 높이는 헬스장 이용 가이드 ⋯ 69
7   잠자던 코털까지 깨우는 호르몬의 위력 ⋯ 81
8   노화라니, 아직은 받아들이고 싶지 않은걸 ⋯ 91
9   갱년기의 추구미 ⋯ 101
10 전성기에 적령기가 어딨어? ⋯ 115
11 안 해 봐도 알 것 같다고요? 위험합니다 ⋯ 123

나오는 말
— 어차피 지는 싸움, 극복이라뇨 ⋯ 133

{ 1 }
생리를 그리워할 줄이야

완경일지도 모른다고 어렴풋이 생각한 건 마흔다섯 살 즈음이다. 엄청나게 칼 같지는 않지만 꽤 규칙적으로 생리를 해 왔는데, 그 무렵 슬금슬금 주기가 길어졌다. 일주일, 열흘, 그러다 보름 이상 늦어지더니 곧 서너 달에 한 번이 되었다. 하지만 별로 걱정하진 않았는데, 주기가 길어진다고 해서 딱히 몸이 아프거나 하진 않아서다. 게다가 생리란 게 워낙 지겹고 번거로운 일이니 깊이 생각하고 싶지도, 굳이 병원을 찾고 싶지도 않았다. 그럴만한 게, 고작 사십 대 중반이었다. 완경을 진지하게 의심하기엔 아직 이른 나이. 설마, 최소한 쉰은 넘어야 완경되지 않을까. 어쨌든 당장은 편하고 좋기만 했다. 몇 년 전까지만 해도 생리가 늦어지면 혹시 임신한 건가 싶어 바짝 긴장도 했지만, 마흔다섯이나 되니 그런 걱정도 사라졌다. 생리 주기 앱을 켜 보지 않은 지도 한참 되었고.

그 와중에 어마어마한 사건이 터졌다. 코로나바이러스의 전 세계적인 대유행. 난생처음 겪는 상황에 우왕좌왕하며 종일 뉴스만 들여다보았다. 서서히 전에 없던 몸의 변화가 생기기 시작했지만, 그때마다 혹시 코로나인가 하며 화들짝 놀랐지 다른 이유는 생각지도 못했다. 마음마저 걷잡을 수 없이 허해지고 어두워졌지만, 그 역시 코로나 탓인 줄 알았다. 하소연할 곳도 마땅치 않아 입을 꾹 닫았다. 나만 힘든가, 다들 힘들겠지. 체중이 급격히 불어나도, 팬데믹 기간엔 다들 그렇다는 뉴스를 보며 그러려니 했다. 반강제 재택근무와 자가격리, 운동 부족과 배달 음식 때문이라나. 어쨌든 내게만 특별히 벌어진 일은 아닌가 보네, 그렇고말고. 역병으로 죽네, 사네 하는 상황에 그까짓 생리 몇 번 건너뛰는 것 따위가 무슨 대수라고.

하지만 미처 생각하지 못한 게 있었다. 내 이 몸뚱어리를 가누는 게 전에 없이 힘들어진 거다. 콕 집어서 어디가 어떻게 쑤시고 저리다는 식으로 설명하긴 힘든데, 그냥 힘들다. 더럽게 힘들다! 날씨 탓일까? 마침 덥고 습한 여름이니 그런 것도 같았다. 하긴, 이 정도로 푹푹 찌면 열대 식물이래도 힘들겠다 싶었다. 하지만 더위가 물러가고 가을, 겨울이 왔지만 나아지긴커녕 더 엉망이 되어 갔다. 그제야 깨달았다. 생리를 하지 않아서 이런 변화가 생긴 거구나. 정말로 완경되었나 봐. 2, 3년이라도 더 하면 좋을 텐데…… 구슬프게 중얼거리다 화들짝 놀랐다. 맙소사, 나 지금 생리를 그리워하는 거야?

생리는 싫다. 귀찮고 냄새나고 불편하고 아프다. 대체 내 몸에 무슨 도움이 되는 건지 요만큼도 모르겠다. 임신을 원하긴커녕 평생 최선을 다해 피해 온 사람에게 뭔 놈의 난소와 자궁이 필요하단 말인가. 패드형이든 탐폰형이든 생리컵이든 일회용이든 빨아 쓰는 다회용이든 생리용품은 싹 다 불편하고, 그런 주제에 더럽게 비싸다. 배란통도 생리통도 PMS도 몽땅 지긋지긋하다. 그러니 생리 따위 얼른 끊겼으면 좋겠다고만 생각한 무지하기 짝이 없던 과거의 나를 한 대 쳐 버리고 싶다(살살). 생리가 멈추고 여성 호르몬 생산이 중지된다는 건 거칠게 말해 삶의 질이 다각도로 저하된다는 의미다. 얄미울 정도로 꼼꼼하게. 구체적으로 어떤 변화가 어떻게 일어나냐고?

서울대학교병원 웹사이트에 따르면 완경의 정의는

다음과 같다. "여성이 나이가 들면서 난소가 노화되어 기능이 떨어지면 배란 및 여성호르몬의 생산이 더 이상 이루어지지 않는데, 이로 인해 나타나는 현상이 바로 폐경이다. 대개 1년간 생리가 없을 때 폐경으로 진단한다. 이러한 변화는 대개 사십 대 중후반에서 시작되어 점진적으로 진행되는데, 이때부터 생리가 완전히 없어지는 폐경이 나타난 이후의 약 1년까지를 폐경 이행기, 더 흔히는 갱년기라고 하며 그 기간은 평균 4~7년 정도이다."

완경에 따른 갱년기 증상은 다양하게 나타나는데, 정말이지 다양해도 너무 다양하다. 안면홍조, 발한, 피로감, 불안감, 우울, 기억력 장애, 수면 장애, 비뇨생식기계의 위축에 따른 질 건조감, 성교통, 반복적인 질 감염과 요로계 감염으로 인한 질염, 방광염, 배뇨통, 절박뇨, 집중 장애 및 단기 기억장애, 불안과 신경과민, 기억력 감소, 성욕 감퇴, 피부 건조와 위축, 근육통, 관절통, 골다공증의 진행으로 인한 골절의 증가, 구강작열감증후군 등등. 너무하네, 이 정도면 그냥 죽으라는 건가. 그나마 다행인 건 이 모든 증상을 한 사람이 몽땅 겪는 경우는 거의 없고, 랜덤 뽑기처럼 그중 몇 가지가 들쑥날쑥 발현되는 모양이다.

나 역시 쓸데없이 고루고루 겪는 중인데, 특히 심장

이 마구 벌렁거리면서 얼굴이 시뻘겋게 달아오르는 증상이 심하다. 미디어에선 으레 이 증상을 갱년기의 대표적인 증상이라고 하는 것 같다. 더워서도 아니고 추워서도 아니다. 부끄러워서도 흥분해서도 아니다. 더없이 평온한 상태인데 뜬금없이 얼굴이 시뻘게진다. 정확한 원인은 알 수 없지만 호르몬 변화로 체온이 높아져서라는 얘기가 지배적이다. 아침저녁으로 들여다보는 거울 속엔, 익힌 고구마 껍질 같은 자주색 얼굴을 한 낯설고 나이 든 여성이 서 있다. 내가 알던 내가 더 이상 아니다. 애써 키워 놓은 자존감이 바닥으로 뚝뚝 떨어진다.

겉만 뻘건가, 속에서도 천불이 확확 피어오른다. 갱년기 열감은 더위 타는 것과는 다르다. 체온 조절 기능이 고장 난 듯하다는 게 더 적합한 표현이겠다. 멀쩡히 소파에 앉아 텔레비전을 보던 중에 갑작스레 그 속에 파묻혀 질식할 것 같은 기분이 덮쳐 와 벌떡 일어난다. 입고 있던 옷이 못 견디게 답답해 냅다 벗어젖히기도 한다.(혼자 살아서 다행이다.) 어떤 해엔 한겨울에도 보일러를 거의 켤 수 없을 정도의 열감 때문에 난방비가 대폭 줄었는데, 대신 거실의 식물이 깡그리 냉해를 입었다. 시도 때도 없이 창문을 열어젖힌 탓이다.

몸 곳곳이 몹시 가려워 피가 배어 나올 정도로 정신

없이 긁기도 한다. 생전 없던 일인데, 어느 날 가려움증이 자연재해마냥 예고 없이 나를 덮쳤다. 문득 몸 어딘가가 가렵기 시작하더니 점점 심해지고, 잠잠해진다 싶으면 다른 곳이 난리 나는 식이다. 가만히 앉아 있기 힘들 정도라, 급히 아토피 피부용 바디 크림을 사 와서 연신 덧발랐다. 여성 호르몬이 부족하면 콜라겐 생성이 촉진되지 않아 피부가 얇아지고 건조해지기 때문이란다. 특히 상대적으로 체온이 높은 유방과 생식기 부위의 가려움증이 유난히 심해, 집 안에선 물론이고 밖에서도 사람이 없을 때 잽싸게 북북 긁곤 했다. 그 정도로 해결되지 않을 땐 화장실로 급히 달려가 성에 찰 때까지 북북북북. 아, 추접스러워. 남은 인생 내내 이렇게 시달려야 하면 어쩌나 겁도 나고 눈물도 났는데, 다행히도 가려움증은 일주일쯤 대차게 휩쓸고 지나간 후 아직까진 잠잠하다. 또 그러면 정말 곤란하다. 정말.

아마 대개는 생각도 못할 독특한 증상도 있다. 설통, 혀의 통증. 일명 구강작열감증후군. 뜨거운 음식에 덴 것도 아닌데 혓바닥이 쓰라리고 화끈거린다. 묘하게 수직 방향으로 길고 넓적하게 아프다. 나 원 참, 살다 살다 혓바닥이 아파서 끙끙거리게 될 줄이야. 거울 앞에서 혀를 쭈욱 빼 보지만, 평소랑 다를 게 없다. 정확한 원인이 알려지지 않았고, 그래서 이거다 싶은 치료법도 없다. 너무 쓰라리면 얼음을 물고 있으라니, 이게 말이야 방귀야 싶어 어이없지만 얼음이 도움은 된다. 설통은 사십대 이후의 여성에게 특히 많이 나타나는 증상이다. 설통처럼 생전 아프지 않던 곳이 밑도 끝도 없이 불편해서 검색해 보면 대부분 중년 여성이 어쩌고, 갱년기가 어쩌고 하는 설명이 등장한다. 역시나 정확한 원인도 치료법도 미상이다. 21세기에 이럴 일인가.

그 와중에 잠은 또 왜 그렇게 안 오는지, 자다 깨기를 반복하다 보면 어느새 아침인 날들의 연속이다. 매일 아침마다 더 자고 싶어 찡찡대곤 했는데 이젠 새벽 다섯 시면 눈이 번쩍 떠진다. 고3 때도 일고여덟 시간은 푹 자던 나인데, 이럴 리가 없는데. 수면 부족으로 컨디션이 엉망이니 인내심도 바닥나 사소한 일에 발끈한다. 악순환이다. 인성 논란 나기 딱 좋다. 여차저차 겨우 잠들만 하면 갑자기 소변이 마렵고(역시 전에 없던 변화다), 화장실에 다녀오는 사이 잠이 싹 달아나 버린다. 또야? 안 돼, 안 돼. 다시 어떻게든 잠을 청해 보려는데, 이번엔 갑작스럽게 속에서 용광로가 끓어오르며 얼굴이 달아올라 땀이 난다. 이불을 발로 차며 벌떡 일어나 창문을 열어젖힌다. 미치겠네, 이게 벌써 며칠째냐고.

이 나이가 되어서야 알게 되었다. 세상엔 노력으로 극복되는 일도 많지만, 때론 노력이 오히려 방해되기도 한다는 걸. 자야 한다고 생각하는 순간, 머릿속에 '잠'이라는 글자를 떠올리는 순간, 기가 막히게 잠이 싹 달아난다. 잠이 솔솔 오게 하는 소리를 들려 준다는 유튜브 영상도 먹히지 않는다. 수면 코칭 기능이 있다길래 스마트워치를 착용해 봤지만 거치적거리고 신경 쓰여 오히려 방해된다.

그래서 몇 가지 규칙을 만들었다. 커피나 홍차 등의 고카페인 음료는 하루 두 잔 이상 마시지 않기. 아마도 곧 한 잔으로 줄여야 할 것 같다. 그리고 되도록 밤 열 시쯤엔 잠자리에 들기. 온갖 재미난 일은 한밤중에 일어나는 법이지만 이젠 떠나보내야 한다. 스마트폰은 손 닿지 않는 곳에다 치워 두기. 어설픈 거리에 두었다간 더듬더듬 주우러 가게 될 테니 아예 다른 방이나 부엌 같은 곳으로 귀양 보내는 게 좋다. 다들 아시겠지만 잠자리에서 스마트폰을 켜는 순간 잠은 끝이다. 양손에 핸드크림을 듬뿍 발라 폰을 만지기 어렵게 하는 방법도 있다는데, 나에겐 별 효과가 없었다. 여기저기 문대 가며 결국 들여다보게 되더라. 손은 꽤 촉촉해지지만.

이런 식으로 몇 가지 규칙을 세워 혼란스러운 몸과

마음을 요리조리 어르고 달래며 지내는 요령을 조금씩 배워 가는 중이다. 1인 가구라는 사실이 요럴 땐 특히 좋은데, 딱 나 한 사람만 고려해 집중적으로 챙기면 되니 속 편하다. 하지만 아직 마음 놓을 순 없다. 갱년기 증상이 워낙 다양하니 언제 또 뭐가 튀어나올지 알 수 없다. 그런 생각을 하면 왠지 좀 외로워지고, 다른 '갱년인'들의 안부가 궁금해진다. 다들 어떤 운동을 하고 어떤 약물을 복용하는지 궁금해진다.

갱년기 선배인 50대 중반 친구가 고맙게도 종종 이런저런 이야길 나누어 준다. 친구는 얼마 전 고등학교 동창들과 점심을 먹었는데, 모두 갱년기 증상에 시달리는 중이라 땀을 뻘뻘 흘리다 급기야 식당 직원에게 에어컨을 켜 줄 수 없겠냐고 물었단다. 때는 무려 1월 중순, 냉방은커녕 난방이 필요한 계절에. 아마 주위 손님이나 직원 모두 어이없지 않았을까. 분명 안면홍조 증세도 있었을 테니 대낮부터 술 취한 걸로 보였을지도 모르겠다. 그 광경을 상상하니 내 일인 것만 같아 급히 변명해 주고 싶어진다. 갱년기 증상 때문이지, 원래 이런 사람 아니라고. 노화는 멀쩡한 사람을 한순간에 민폐덩어리로 만들기도 한다. 언젠가는 청력이 약해져 목소리 크기를 조절하지 못할 수도 있을 거고, 균형 감각과 근력 부족으로 이리저리 부딪히기도 할 것이다. 아무 데서나 무작정 주저앉아 버릴지도 모른다. 난 절대 그러지 않을 거라는 다짐을 미리 해 보지만, 내가 정할 수 있는 일이 아니란 걸 안다.

> 젊었을 적의 내 몸은 나하고 가장 친하고 만만한 벗이더니 나이 들면서 차차 내 몸은 나에게 삐치기 시작했고, 늘그막의 내 몸은 내가 한평생 모시고 길들여 온, 나의 가장 무서운 상전이 되었다.●

내 몸과 마음에, 내 남은 인생에 이제부터 무슨 일이 일어날지 두렵고도 궁금하다. 감당할 수 있을 만큼이넌 좋으련만, 과연 어떨까. 어찌 글이 점점 신세 한탄으로 흘러갈 조짐이 보인다. 정신 차리자. 걱정한다고 해서 달라지는 건 요만큼도 없겠지. 누구도 변화의 파도를 거스를 순 없다. 이젠 명실공히 중년이다. 가임기를 증명해 주던 생리라는 생리 현상은 이미 내 몸을 떠났고, 갱년기의 문이 활짝 열렸다. 긴가민가한 채로 혼자 고민하는 건 여기까지다. 병원에 가서 전문가와 이야기해 보자. 그리고 인생의 우선순위를 재조정해 보자.

● 박완서, 『호미』(열림원, 2009)

{ 2 }
약도 없다는 갱년기,
본격 치료 시작

갈림길 앞에 섰다. 갱년기 증상을 느끼긴 하는데, 병원에 갈 것인가 말 것인가? 갱년기更年期의 기期는 시기, 기간을 뜻한다. 즉 인생의 어떤 한때를 말하는 것이지 콕 집어 특정 질병으로 말할 것이 아니다. 무좀 환자는 있어도 갱년기 환자는 없다는 얘기도 된다. 따라서 정확한 치료법이나 치료 약이 존재하지 않으니, 병원에 간다고 해서 하루아침에 좋아질 거란 보장도 없다…… 라고 말을 길게 늘이며 구시렁대는 이유는 하나다. 병원에 가기 싫어서다. 병원이란 아무래도 부담스럽다. 어릴 적엔 주사 맞는 게 무서웠는데 이젠 돈 드는 게 더 무섭다. 어지간하면 피하고 싶은 곳이다.

하지만 갱년기는 미지의 대륙이다. 감기 몸살이나 소화불량, 얼굴 뾰루지 같은 건 하루이틀 겪어 본 게 아니니 짬밥으로 여유 있게 대처하겠지만 이건 좀 완전히 다른 문제다. 조언을 구할 만한 곳도 애매하고, 돌아오는 대답이라고 해 봤자 역시 애매하다. 인터넷 검색도 열심히 해 봤지만, 온갖 증상 목록만 길게 나열될 뿐 속 시원한 해결책은 보이지 않는다. 여성 건강에 관한 이야기란 건 대체로 이렇게 두루뭉술하다. 그래서 한동안은 덩달아 두루뭉술하게 버티다가, 어느 잠 안 오는 새벽에 (수면장애는 대표적인 갱년기 증상이다) 갑자기 울컥해져(역시 갱년기 증상으로 추정된다) 여성 질환 분야에서 이름난 병원을 싹 훑어보았다. 어디 보자, 집에서 너무 멀지도 않고 규모도 꽤 크네. 여기가 좋겠어. 갱년기가 왔다는 걸 인정하면 더 슬퍼질 것 같아 미루고 미뤘지만, 결심하고 나니 오히려 시야가 명료해지는 기분이다. 좋아, 이제부턴 직진뿐이야. 다음 날 아침, 침 한번 꼴깍 삼키고선 병원에 전화를 걸었다.

"안녕하세요, 처음 진료받으려는 거고요, 제가 완경된 것 같고요, 갱년기도 온 것 같은데요……."

"그러면 어느 과로 예약을 도와드릴까요?"

"예? 여성의학과 가야 하는 거 아니에요?"

"노인성 질환 클리닉도 있습니다."

시작하기도 전에 상처부터 받았다. 노인성 질환이라니, 그래도 그렇지 아직은 아니잖아, 이 사람아. 어쨌든 그렇게 큰 병원으로 진출했다. 조문 차 장례식장은 자주 방문했지만 내 건강 문제로 대학병원씩이나 찾은 건 난생처음이라 긴장했다. 환자마다 등록번호와 바코드가 주어지는 것도 신기하고, 진료과의 키오스크에 바코드를 콕 찍으니 그때부터 자동 컨베이어 벨트 시스템에 올라탄 것마냥 여러 과정이 착착 진행되는 것도 신기했다.

병원에 왔으니 의사부터 만날 줄 알았는데 그 전에 다양한 검사부터 해야 한단다. 생리가 일시적으로 멈춘 것인지 정말로 완경된 것인지 확인해야 하고, 현재 몸 상태가 약물 치료에 적합한지도 알아봐야 해서다. 유방 검진, 자궁경부암 검사, 혈액 검사(갑상샘 호르몬, 콜레스테롤, 중성지방, 혈당 포함), 골밀도 검사 등 의료기관마다 권하는 검사가 조금씩 다르다. 나는 그중에서 유방 엑스선, 복부 초음파, 심전도 측정, 혈액 검사를 받았다. 뭘 알고서 받은 건 아니고, 하라고 해서 순순히 따른 것이다. 각 검사가 왜 필요한지 물을 생각도 못 한 걸 보니 어지간히 쫄았나 보다. 동네 병원에서도 주눅 들게 되는데, 규모 있는 대학병원에선 말할 것도 없다. 검사비와 진료비 수납을 먼저 하라길래 시키는 대로 키오스크에 바코드를 또 찍으니, 신용카드를 넣으라는 메시지가 화면에 뜬다. 순식간에 몇십만 원이 결제되었다. 어라? 동네 내과 진료비 정도나 생각했는데 엄청나게 당황스럽다. 내가 당황하든 말든 컨베이어 벨트는 가차 없이 돌아간다. 간호사가 명료한 발음으로 빠르게 설명했다. "오늘 처음이시죠? 오른쪽 끝 방에서 심전도 검사하시고요, 옆 데스크에서 채혈하시고 곧바로 왼쪽으로 가시면 초음파 검사실이 있어요. 초음파 검사 다 하시면 2번 방 앞에서 대기하셨다가 이름 부르면 진료 보실 거예요." 빈틈없는 시스템이다. 내가 우물쭈물하거나 순서를 헷갈려서 엉키기라도 하면 이 많은 의료진과 환자에게 피해를 줄 것 같아 점점 더 긴장하게 된다.

그렇게 이리저리 종종거리며 검사를 마치고, 드디어 진료실 앞까지 떠밀려 왔다. 여기서 또 한참 기다려야 하니, 다음 번엔 꼭 읽을거리를 챙겨 와야겠다고 다짐해 본다. 의자에 앉아 한숨 돌리는데, 문득 내가 되게 작고 초라하다는 생각이 들었다. 병원 특유의 위압감과 긴박감에 짓눌린 것도 살짝 자존심 상하고, 낯선 키오스크 시스템 앞에서 당황하며 머뭇거린 것도 민망했다.

재촉하는 사람도 핀잔주는 사람도 없었는데 괜히 그렇다. 패스트푸드점이나 극장 키오스크를 마주한 어르신의 기분이 이런 걸까? 남의 일이라면 아마 가볍게 웃어 넘겼을 것이다. 요즘 큰 병원은 다 그렇다더라며 건성으로 위로했겠지. 하지만 당사자가 되니 서글퍼진다. 이래 봬도 나 잘난 맛에 사는 사람인데 여기서는 그냥 "환자분"이다. 머리로는 당연하단 걸 알지만, 마음이 그렇지 못하다…… 앗, 어느새 내 차례!

"그래서 말이죠 선생님, 새벽에 한두 번씩 깨느라 잠이 부족합니다. 선선한 날씨에도 땀이 났다가 갑자기 추워지곤 해요. 몸 여기저기가 갑자기 가렵습니다. 식품 알레르기는 딱히 없는 것 같습니다." 프레젠테이션이라면 꽤 자신 있다. 최대한 정확하고 효율적으로 이야기할 수 있도록 미리 휴대전화 메모장에 증상을 정리해 뒀고, 특히 심한 것엔 1, 2, 3 순서를 매겨 놨다. 일한 경력이 몇 년 차인데, 이런 데서 감정적으로 굴 수는 없다. 의사를 붙들고서 신세 한탄 따위를 할 생각은 더더욱 없다.

그런데 이상하다. 두루뭉술하기 싫어 병원을 찾은 건데, 의사의 반응이 애매하다. "그렇군요, 힘드시죠, 좀 참아 보세요"의 반복이다. 마치 어리광 부리며 떼쓰는 아이를 달래는 것 같은 말투다. 나 같은 완경기 여성 환자를 수도 없이 만났을 테니 익숙해져서 덤덤해진 걸까? 하지만 그것만은 아닌 것 같다. 대한산부인과학회에서 산부인과 명칭을 여성의학과로 변경하기로 확정하고 추진한 것이 2012년의 일이지만, 10여 년이 훌쩍 지나도 여전히 의료법 개정이 이루어지지 않았다(2025년 5월 기준). 내가 찾은 병원 역시 산부인과 명칭을 사용하고 있고. 그래서인지 병원 곳곳엔 임신과 출산이 우선이지 갱년기는 그다지 급한 문제가 아니라는 미묘한 분위기가 풍기는 듯했다. 착각일 수도 있지만. 하여간, 검사 결과에 따른 의사의 진단은 어땠는가 하면, 두둥!

첫 진료 당시 나는 1년 넘게 출혈(생리)이 멈춘 상태였는데, 난소는 여전히 활동 중이었다. 서서히 완경을 향해 가는 중이었달까. 조기 완경인 거냐고 물어보니, 그건 마흔 살이 되기 전에 완경되는 상황에 해당하는 의학 용어라고 한다. 남보다 빠르면 으레 그렇게 부르는 줄 알았는데, 하나 배웠다. 어찌 되었든 좀 이른 완경이긴 하니, 생리를 유도하는 주사를 맞아 보기로 했다. 그런 주사가 있다는 것도 처음 알았다. 시키는 대로 주사실로 가 엉덩이에 주사를 맞았다. 얼얼하다. 주사

효과는 두 달쯤 후에 갑작스럽게 나타났다. 이미 생리주기고 뭐고 다 잊었을 만큼 시간이 지나 버렸는데 오랜만에, 갑작스레 생리가 시작되었다. 무심히 화장실에서 속옷을 내렸다가 화들짝 놀랐다. 그렇게 귀찮던 생리가 이렇게 반가울 수가. 이참에 다시 주기적으로 생리를 하는 게 주사 치료의 목표이지만, 5일간 출혈이 이어지다 멎은 후 또다시 감감무소식이었다. 6개월 후에 같은 주사를 다시 맞았는데, 아랫배가 묵직해지고 가슴과 겨드랑이가 붓는 등 생리가 시작될 때와 비슷한 느낌을 받긴 했지만 출혈은 전혀 없었다.

먹는 갱년기 약 처방도 받고 다음번 진료 예약까지 마친 후 병원을 나왔다. 일단 석 달 동안 약을 먹으며 변화를 살펴보기로 했다. 주기적으로 방문하는 병원이 한 군데 더 늘었군. 이미 인공눈물 처방을 받으러 석 달에 한 번꼴로 안과에 가고, 치과 정기검진도 넉 달마다 꼬박꼬박 받는다. 일이 커지기 전에 미리 가는 거다. 고지혈증으로 집 근처 내과에 다닌 지도 꽤 되었다. 그러네, 대학병원처럼 큰 규모의 병원이 처음이라 겁먹은 것뿐이지 이미 할 건 다 하고 있었다. 회의와 마감 등의 업무 스케줄로 빼곡하던 휴대전화 일정표에 이 검진, 저 검진 예약일이 더해진다. 혼자 살고 혼자 일하니 스스로 챙겨야 한다. 중년은 병원과 슬슬 친분을 쌓아가는 시기다. 친해져서 나쁠 것 없지. 별일 없다는 결과엔 마음이 편해져서 좋고, 별일이 생기면 얼른얼른 대처하면 된다. 최소한 미련하게 묵히는 것보단 낫지, 암.

{ 3 }
호르몬 약, 먹을까 말까?

처음 병원을 찾았을 땐 좀 단순하게 생각했다. 의사를 만나면 약을 처방해 주겠지, 그걸 먹으면 이런 것, 저런 것 모든 문제가 해결되겠지. 약이란, 아마도 호르몬 약이겠지. 사람들이 그러는데 갱년기엔 그걸 먹어야 한다지. 두통엔 두통약, 소화불량엔 소화제, 갱년기엔 호르몬 약. 그런데 막상 의사는 그 이야길 먼저 꺼내지 않는다. 왜?

잠깐, 애초에 호르몬이 정확히 뭘 말하는 건지도 모른다. 부끄럽지만 그렇다. 단어에만 익숙하다. 위키피디아에 따르면 "호르몬은 일반적으로 신체의 내분비기관에서 생성되는 화학물질을 통틀어 일컫는다. 신경전달물질과 본질적으로는 다르지 않지만, 중추신경계를 주요 이동 경로로 하는 신경전달물질에 비해 보다 광범위한 내분비기관에서 분비되어 혈액을 통해 넓은 범위에 비교적 오랜 시간 동안 작용하는 물질을 일컬어 호르몬이라 지칭한다"라고 정의되어 있다. 여전히 모르겠군. 그냥 의사에게 묻는 게 빠르겠다.

"선생님, 저 호르몬 치료하면 어떨까요?"

알고 보니 내 자궁에 작은 근종이 돋아났는데(몰랐다), 당장은 신경 쓰지 않아도 될 크기이지만 호르몬 치료를 하면 자칫 커질 수도 있으니 신중해야 한단다. 아, 그래서 첫 진료 전에 자궁 초음파 검사를 하는구나. 대한산부인과학회에서는 완경 이후의 모든 여성은 원칙적으로 호르몬 치료의 대상이지만, 유방암과 자궁내막암, 난소암, 급성 혈전 장애, 쓸개 질환, 간염 등을 잃있던 적이 있을 때는 사전 상담을 받아야 한다고 이야기한다. 대부분의 치료법이 그렇듯 득과 실이 있으니 담당 의사가 다짜고짜 호르몬 치료를 권하지 않은 것이겠다.

대신 비호르몬성 갱년기 증상 치료제를 처방받았다. 생약 성분이라고 한다. 여성 호르몬을 직접적으로 보충해 주는 대신 스스로 갱년기 장애에 적응할 수 있도록 도와주는 효과가 있다는데, 애매하게 들린다. 이왕 약을 먹는 거라면 확실한 치료제가 낫지 않을까? 의사에게 물으니, 환자 본인이 정 원한다면 처방하겠지만 아직 젊으니 좀 버텨 보는 게 어떻겠냐고 한다. 운동도 좀 하면서. 그, 그럴까? 괜히 우겨서 먹었다가 문제라도 생길까 봐 겁이 살살 난다. "정 원한다면"이라니. 왠지 무섭다.

이 약을 3년 동안 먹었다. 아침저녁으로 하루 두 번씩 복용하는 건데(증상이 심하게 느껴질 땐 점심 무렵에 한 번 더 먹어도 된다고 했다), 효과를 제대로 보고 싶어서 되도록 같은 시간에 꼼꼼히 챙겨 먹었다. 비급여● 약이라서 꽤 비싸다. 그나마 가입해 둔 실손의료보험 덕분에 약값과 진료비, 검사비 일부를 돌려받긴 한다. 보험료를 꼬박꼬박 내면서도 혜택을 받은 적이 거의 없다시피 했는데, 갱년기가 되니 드디어 써먹게 되어 기쁘다……는 건 물론 거짓말이다. 기쁘긴 뭐가 기뻐. 속에서 또 천불이 난다.

하여간 그래서 약을 먹고 증상이 나아졌느냐면, 모르겠다. 정말 모르겠다. 멍하게 있긴 싫어서 약간이라도 변화가 느껴진다 싶을 땐 날짜와 시간, 내용을 메모했다. 어느 날은 얼굴 홍조가 꽤 가라앉은 것 같길래 아침부터 기분이 좋아져 신나게 기록했는데, 몇 시간 후 애인이 조심스레 말을 건넸다.

● 건강보험 혜택이 적용되지 않아 환자가 전액 부담하는 항목.

"저기, 오늘따라 더 뻘건데 괜찮은 거야?"

이를 악물고 웃었다.

"괜…… 츠…… 느……"

그리고 메모는 조용히 삭제. 아, 애매하다 애매해. 갱년기 증세란 이런 식이다. 어디가 찢어지거나 부러진 게 아니니 콕 집어 어디라고 설명하기 어렵다. 때론 몸의 문제인지 마음의 문제인지도 헷갈린다. 그러니 의사를 만나서도 속 시원히 이야기하질 못한다. 사실 의사의 조언도 애매하긴 마찬가지인 게, 운동 꾸준히 하시고 잠도 충분히 주무시라는 식이다. 그야 전부 맞는 말이긴 하지만 자꾸 조바심 난다. 시작이 반이라던데, 여태껏 받은 검사와 주사와 약은 다 뭐냔 말이다. 대체 언제쯤 나아지는 걸까? 어느새 약에 걸었던 기대가 스르르 녹아 사라진다. 제약사의 설명에 따르면 나온 지 무척 오래된 약이고 복용한 사람도 전 세계에 엄청나게 많다니 효과가 있다는 얘기도 되겠지. 하지만 내게 별 효과가 없다면 그게 무슨 의미가 있나.

가족의 병력도 마음에 걸린다. 내 조모는 당뇨 합병증으로 신장 질환을 앓아 오랫동안 혈액투석을 받았고, 부친은 신장암을 앓았다. 그렇다면 내 신장에도 문제가 생길 확률이 높다는 얘기다. 신장내과 전문의들은 하나

같이 저염식단을 추천하며, 인스턴트 음식과 술·담배는 물론이고 건강보조식품 등도 자제하라고 권한다. 신장 기능에 부담을 주지 않기 위해서다. 그래서 정체불명의 괴이한 즙이나 가루 같은 민간요법의 약이나 아무리 그럴싸한 광고의 건강기능식품이라도 아예 먹지 않은 지 꽤 오래되었다. 상황이 이러하니, 이왕 꼬박꼬박 약을 먹어야 한다면 되도록 확실한 것 하나만 먹고 싶었다. 약물 역시 대부분 신장을 통해 몸 밖으로 배출되기 때문에 과다하게 복용하면 그만큼 부담을 주게 되니까.

다른 사람들은 어떻게들 하고 있을까? 중장년 여성 회원이 많은 인터넷 커뮤니티에서 '갱년기' 키워드로 검색하면 다양한 이야기를 만날 수 있는데, 호르몬 치료에 대해서도 이런저런 의견이 오간다.

※ '안 먹는다'파 의견
"자연스러운 노화를 역행하려는 것 같아서 싫다."
"병원이 돈 벌려고 무책임하게 약을 권하는 것 같다."
"약을 먹으면 매년 온갖 검사를 해야 하는 게 귀찮다."
"유방암 가족력이 있어서 먹지 않기로 했다."

※ '먹는다'파 의견

"복용 후 골다공증과 고지혈증이 호전되어 만족한다."

"얼굴 빨개지고 땀 흘리는 것 때문에 사회생활에 지장을 느껴 먹기 시작했다."

"약 때문에 정기검진을 꼬박꼬박 받으니 괜찮을 것 같다."

"갱년기 증상을 굳이 참을 필요가 있나 싶어서 먹는다."

짧게 정리해 보았지만, 실제로는 꽤 뾰족한 댓글이 오가는 예민한 주제다. 거 좀 참지, 뭐가 들었을지도 모르는 약을 왜 먹냐며 훈계히는 사람도 많다. 물론 왜 참아야 하냐는 반발도 만만찮고. 갱년기 증상의 경중과 기초 체력, 매일 해야 할 일의 양, 가족 등 주변 사람이 얼마나 도움 되는지(혹은 짐인지) 등은 사람마다 다를 테니 완벽히 맞는 답도, 틀린 답도 없겠다. 누군가는 안 먹어도 될 만해서 안 먹는 거고, 누군가는 먹어야만 하니까 먹는 거다.

그렇다면 나를 낳은 여성의 의견은 어떠한가? 모친은 마흔 살에 자궁을 적출하는 수술을 받았다. 내가 중

학교 1학년 때의 일로, 가습기로 뿌옇던 입원실 풍경이 어렴풋이 기억난다. 수술 후 수년간 호르몬 약을 복용하며 정기적으로 검진을 받았다는 것 정도는 알고 있지만, 지금까지 그에 대해 자세히 이야길 들은 적은 없었다. 35년이 지나서야 여성 건강 이야기를 함께 나누게 되다니 감개무량하다고 해야 할까. 하여간, 모친의 의견은 이러하다.

"얼른 호르몬 약 먹어라. 꼬박꼬박 병원에 다니면 문제가 생겨도 빠르게 대처할 수 있을 거 아니니. 약도 안 먹고 병원도 안 가는 것보다 그쪽이 낫지. 삶의 질을 적극적으로 올려야 할 거 아냐. 말 좀 들어. 너는 애가, 전화 좀 자주 하고 말이야. 밥이나 제대로 해 먹는 거야?"

괜히 전화했나. 하여간, 엄마 말은 다 잔소리 같아서 짜증 나지만 이번만큼은 퍽 용기를 준다. 맞아, 말이 좋아 평균 4년에서 7년이지, 실제론 10년 이상 지속된다는 긴긴 갱년기가 끝날 때까지 끙끙 앓으면서 기다리기만 할 순 없다. 매일의 일상이 얼마나 소중한데. 날이 갈수록 심하게 뒤집어지는 얼굴, 수면 부족으로 시도 때도 없이 쏟아지는 졸음, 골다공증과 고지혈증 따위에 더 이상 발목 잡히고 싶지 않다. 가만 안 둬 이놈들. 맞서 싸우겠어.

석 달 치 호르몬 약 처방을 받았다. 그러고 보니 인공눈물도, 고지혈증 약이나 혈압 약도 으레 석 달 치씩 처방전을 써 준다. 약제별로 보험 급여 기준이 있어서이기도 하고, 약 남용을 방지하기 위해서라나. 어쨌든 언제나처럼 꼬박꼬박, 되도록 같은 시간에 약을 먹고 변화가 느껴질 때마다 즉시 메모했다. 시간이 지난 후엔 나도 모르게 과장하거나 축소할 수도 있을 것 같아서다.

3년이나 고민한 끝에 드디어 호르몬 약을 먹는 거라 몹시 설렜다. 분명 어마어마한 일이 일어나겠지? 하지만 의외로 별 느낌이 없었는데, 아니지, 아예 아무 변화가 없었다. 물론 너무 갑자기 모든 게 확 뒤집어지는 것도 좀 무서울 것 같지만, 그래도 좀 섭섭하네. 하긴, 비호르몬 약도 별 효과 없었던 걸 보면 어쩌면 난 약발이 잘 받지 않는 체질일지도 몰라. 그렇게 두 달이 지나갔다. 조금씩 마음을 내려놓으며, 습관처럼 매일 같은 시간에 한 알씩 먹었다. 석 달째엔 튀르키예로 여행을 떠났다. 이젠 짐을 쌀 때 반드시 챙겨야 할 약이 여러 가지다. 시차가 꽤 있는데도 불구하고 튀르키예에선 전에 없이 잘 잤다. 하긴, 온종일 걸어 다녔으니 피곤할 만하지. 서너 시쯤 소변이 마려워 깨긴 했지만, 곧 다시 이어서 잤다. 희한하네, 평소엔 이때부터 잠이 싹 달아나 버리곤 했는데. 그렇게 한 달가량 여행하고 돌아와서도 꿀잠 라이프는 계속되었다. 놀랍게도 7시간 넘게 꼬박꼬박 꿀잠이다. 이게 몇 년 만이지, 내가 이럴 리가 없는데? 그제야 번뜩 떠올랐다. 호르몬 약의 효과로구나!

   삶의 질이 확 올라갔다. 그러잖아도 잠 좀 푹 자고 싶어서 몇 년간 수면 습관을 개선해 왔는데, 약의 도움이 더해지니 시너지 효과가 나는 모양이다. 충분한 수면 시간이 확보되니 몸이 덜 피곤하고, 짜증도 줄어들었고, 졸음운전 할 위험도 줄었다. 입맛도 좋고, 온갖 의욕이 솟는다. 선순환이다. 한 시고 두 시고 세 시고 간에 새벽에 자꾸 눈이 번쩍번쩍 뜨이던 문제도 무척 나아졌다. 요즘은 밤 열한 시 전에 잠들어 새벽 너덧 시쯤 화장실에 다녀온 후 좀 더 자다가 아침 여섯 시 반 정도에 일어난다. 아휴, 이게 사는 거지.

   두 번째로 체감한 변화는 질 건조증이 개선되었다는 것이다. 나 원 참, 질이 건조한 게 왜 문제인지도 직접 겪어 보기 전엔 몰랐다. 삽입 성관계를 할 때 아플 수 있겠다는 정도만 생각했는데, 그런 경우가 아니더라도 질은 항상 촉촉한 상태여야 하는 거였다. 질만 그런 게 아니라 점막으로 이루어진 기관은 다 그렇다. 상상해 보라. 입속, 콧속, 항문, 눈 점막이 건조하면 얼마나 따갑고 불편하고 고통스러운지. 질이 건조할 때도 그렇다. 굳이 뭘 삽입하지 않아도, 그저 가만히 있는데도 불편하다. 바짝 마른 입에서 단내가 풀풀 나듯이 건조한 질에선 냄새도 더 나서 엄청나게 신경 쓰인다. 그뿐인가, 질 분비액이 부족하면 소변을 자주 보고 싶어지는 빈뇨 증상이 일어나기 쉽고(앗, 그래서 새벽에 자주 깨나?), 세균 감염에 취약해져 질염과 요로감염 등의 위험이 있다. 그러니 질 건조증 개선이 얼마나 반가웠겠나! 부디 영원히 촉촉해 주렴.

갑작스럽게 열이 오르고 땀이 나는 증상 역시 감탄스러울 정도로 줄어들었다. 아쉽게도 안면 홍조는 그대로지만, 이 정도만으로도 일단 만족스럽다. 생리가 다시 시작되는 경우도 많다지만 나에겐 해당하지 않는 것 같다. 유방이 붓고 성기 부근이 뻐근하고 질 분비물이 일시적으로 늘어나는 등, 생리를 하기 직전과 흡사한 변화를 느끼긴 했지만 출혈은 없다. 종종 손가락 관절이 붓고 뻑뻑하던 것도 개선되었다. 갱년기 증상일 거라는 생각을 전혀 못 했는데 나아진 후에야 앗, 하고 놀랐다. 호르몬이 우리 몸의 윤활유라더니, 몸 곳곳이 다시 유연해지는 모양이다.

이렇게 석 달간 직접 겪고 느낀 변화를 그때그때 기

록해 정기 진료일에 들고 갔다. 처음으로 호르몬 약을 복용한 것인 만큼, 이번 진료 전엔 유방과 자궁 초음파 검사를 한 다음 결과에 따라 약을 계속 먹을지 말지를 결정한단다. 와, 제발 계속 먹을 수 있었으면. 잠을 푹 자게 된 것 하나만으로도 너무 만족한다고!

두근두근 긴장하며 받은 검사 결과는, 현재로선 한마디로 오케이다. 유방에는 별문제 없고, 자궁 근종은 살짝 커졌지만 걱정할 만큼의 변화는 아니란다. 애초에 근종이 없었으면 좋았겠지만, 전문가와 함께 주기적으로 상태를 관찰하고 있으니 크게 걱정하진 않는다. 문제가 있는지 없는지조차 모르는 게 진짜 문제 아닐까? 갱년기 증상이 힘든 이유 중 하나는, 자신을 잃어버리는 것 같다는 거다. 당황스러운 변화가 자꾸만 생기고, 오랫동안 알던 내가 어디론가 사라지는 것 같아 몹시 불안해진다. 질 수 없지, 적극적으로 행동할 테다. 시간이 걸리더라도 차근차근 주도권을 되찾을 것이다.

다음번 유방과 자궁 검사는 1년 후로 예약했다. 호르몬 약 처방도 넉넉히 받았다. 의료보험이 적용되는 약이라, 그전에 먹었던 비호르몬성 약값보다 훨씬 싸다. 갱년기란 은근히, 아니 대놓고 돈이 많이 들어가는 시기다. 손 떨리는 돈 이야기는 다음 글에 이어서 해 보겠다.

{ 4 }
갱년기 필수 준비물은 다름 아닌 적금통장

피할 수 없는 갱년기, 대체 뭘 어떻게 준비해야 조금이라도 덜 힘들어질까? 아마도 이것이 궁금해서 이 책을 읽기 시작한 독자가 많으실 것 같다. 어쩌다 보니 또래보다 꽤 일찍 완경과 갱년기를 맞이한 터라, 내가 미리 알았다면 진짜 좋았겠다 싶은 것을 꼽아 보았다.

 갱년기라는 무인도에 꼭 챙겨가야 할 세 가지는 뭐니 뭐니 해도 체력, 시간, 돈이다. 체력을 1순위로 꼽았는데, 50년 가까이 속속들이 안다고 믿었던 몸이 하루 아침에 낯설어지는 온갖 증상이 우리를 기다리고 있기 때문이다. 그러니 할 수 있는 데까지 미리 체력을 한껏 올려 놓고 대비해야 한다. 근육을 늘리고 유연성을 키우고 폐활량을 끌어올려 두면 똑같이 힘든 상황에서도 육체적으로, 정신적으로 좀 더 우아하게 버틸 확률이 높아진다. 수면은 부족하고 체온 조절 기능까지 엉망인데도 내 속을 긁는 인간들에게 좋은 낯을 보이려면(그리고 나중에 복수하려면) 역시 체력이다. 두 번째는 시간이다. 해도 해도 끝도 없고 티도 안 나는 집 안팎의 일을 제쳐두고 잠시라도 드러누워 숨을 고를 수 있는 여유가 필요하다. 전문 의료기관을 찾아 무한한 대기시간을 감수하고 검사와 진료를 받을 시간이 필요하다. 일주일에 며칠씩 꾸준히 운동할 시간이 필요하다.

그런데 하나둘 꼽다 보면 결국 세 번째, 돈으로 수렴된다. 체력을 키우려고 헬스장에 등록하는 데도 돈, PT 수업도 돈, 필라테스든 수영이든 풋살이든 러닝이든 등산이든 모두 돈이 꽤 든다. 운동 초심자라 이왕이면 좋은 시설에서 전문가에게 기초부터 차근차근 배우고 싶으니 어쩔 수 없다.

시간 여유를 가지기 위해서도 돈이 필요하다. 예를 들어 집안일만 해도, 공간 정리와 수선, 청소, 세탁 등의 가사 노동은 사정에 따라 외주 인력을 고용해 일부 혹은 전부 해결할 수 있다. 하나부터 열까지 내 손으로 하려는 게 꼭 좋지만은 않다. 지금보다 나이를 더 먹으면 이런저런 도움을 요청해야 할 일이 생길 수밖에 없는데, 미리 인력 고용 경험을 쌓아 두면 좀 더 매끄럽고 효율적으로 선을 지킬 수 있다. 쉽게 말해, 사람도 써 봐야 하는 거다. 그렇게 확보한 시간을 자신을 위해 활용하려면 역시 돈이 필요하다. 갱년기엔 몸이 힘든 만큼 마음도 고생스러우니 살살 달래 줄 필요가 있다. 나에게 맛있는 것도 먹여 주고, 근사한 곳에도 데려가 주고, 코에 바람도 쐬러 나가야지. 아, 돈 나가는 소리⋯⋯.

아무튼 그래서, 대체 지금까지 갱년기 때문에 쓴 돈이 얼마인지 계산해 보기로 했다. 지나치게 개인적인 항목까지 몽땅 더하긴 곤란하니(나의 사생활도 소중하다) 의료비 위주로 들여다보자. 생리가 멈춘 건 그보다 전의 일이지만, 여성의학과를 찾아 완경 진단을 받은 건 2022년 초의 일이다. 가계부 앱 기록을 토대로 정리한 2년여의 여성의학과 관련 지출 목록은 대략 다음과 같다.

— 첫 진료일: 유방 엑스선, 복부 초음파, 심전도 측정, 혈액 검사, 진료비, 약값으로 순식간에 229,700원.
— 2회차: 진료비, 약값으로 83,060원.
— 3회차: 진료비, 약값으로 91,720원.

- 4회차: 복부 초음파, 진료비, 약값으로 163,580원.
- 5회차: 복부 초음파, 유방 초음파, 진료비, 약값으로 212,090원.
- 6회차: 진료비, 약값으로 13,400원. 호르몬 약으로 바꾸면서 약값이 대폭 줄었다.

여기까지만 해도 벌써 793,550원이다. 이 돈이면 다이슨 신형 에어랩을 살 수 있다. 아, 열받아! 하지만 이게 끝일 리 없다. 고지혈증을 빼놓으면 섭섭하다. 완경 이후 갑작스럽게 생긴 증상인데, 겉으론 티 나지 않으니 생각도 못 하고 있다가 건강검진 결과에 몹시 놀라고 겁먹었다. 지난 2년간 먹은 고지혈증 약값은 184,000원인데, 처방이 필요한 약이라 3개월마다 병원을 찾아야 하고 1년에 한 번꼴로 혈액 검사도 받아야 한다. 2년 치 진료비면 못해도 150,000원은 들어갔을 거다. 더불어 골밀도 수치 역시 후드득 떨어지는 시기이니 주기적으로 골밀도 검사를 받는 게 좋다. 병원보단 보건소 검사 비용이 저렴한데, 내가 사는 용인시는 약 6,000원이다. 모든 보건소가 검사 장비를 갖춘 건 아니고, 지역에 따라 검사 가능 연령을 제한하는 곳도 있으니 거주지 보건소에 문의해야 한다.

안과와 치과 이야기도 해야겠다. 콕 집어 갱년기의 호르몬 이상 증상이라고 하긴 어렵지만, 노화로 인해 여러 문제가 발생하는 게 사실이니까. 나는 약 5년 전부터 광시증으로 고생하고 있다. 눈앞에 빛줄기가 번쩍거리는 증상으로, 번개 모양이라 꽤 화려하고 예쁘지만 정신 사납고 속이 메스껍다. 두통으로 이어지기 딱 좋다. 망막에 달라붙어 있는 젤리 상태의 유리체가 노화로 인해 서서히 묽어져 망막에서 떨어질 수 있는데, 이때 스파크가 발생해 번개 같은 빛줄기가 보이는 것이다. 언제 나타날진 알 수 없다. 반년 넘게 한 번도 번쩍거리지 않기도 하고, 이삼일 연속일 때도 있다. 한번 시작되면 30분 정도는 지속된다. 운전 중에 그러면 정말이지 당황스럽다. 광시증과 비문증 등의 노화현상은 자칫하면 망막박리 등 큰 문제로 이어질 수 있어 주기적으로 안과 진료를 받는 중이다. 돈 든다.

치과 역시 슬슬 큼직큼직하게 돈 들어갈 일이 생기기 시작했다. 심지어 최근엔 인생 최초로 임플란트 시술까지 받았다. 영구할 줄 알았던 영구치를 잃게 되어 몹시 우울해하니, 치과의사가 위로랍시고 한마디 했다.
"이제 시작인데요, 뭘."

그 말이 맞다. 앞으로 늘어나면 늘어났지, 돈 들어갈

곳이 줄진 않을 것이다. 2023년 건강보험 통계 연보(국민건강보험공단, 건강보험심사평가원 발간)에 의하면 해당 연도 전해 65세 이상 노인 1인당 연평균 진료비는 5,434,000원이다. 건강보험이 의료기관에 지불한 진료비에 환자 본인부담금을 합한 금액이니 실제로 개인의 지갑에서 나가는 돈은 이보다 적을 테다. 하지만 건강보험 적용을 받지 못하는 비급여 진료비도 간과할 수 없다. 소위 '실비 환급'이 필요한 순간이다.

나는 40대 중반에 접어들었을 무렵 실손의료보험(실비보험)에 가입했지만, 최근까진 써먹을 기회가 없어 은근히 아까워했다. 평소에는 완전히 잊고 있다가 보험료가 자동이체 되었다는 납부 알람이 올 때마다 흠칫하면서. 그런데 몇 년 전부터 온갖 병원에 다니게 되어 꽤 쏠쏠하게 보장받기 시작한 거다. 처음엔 보험금 청구 신청 방법을 몰라서 우왕좌왕했는데 이젠 능숙하게 앱을 열고 영수증 사진을 착착 찍어 첨부한다. 후후. 실비보험은 나이를 먹을수록 더 잘 써먹게 될 것 같다. 지난달만 해도, 어디 보자, 일회용 인공눈물 3개월 치 구입한 것과 유방·자궁 초음파 검사 비용, 고지혈증 약 3개월 치 비용의 일부를 돌려받았다. 보험료가 야금야금 오르긴 하지만, 1년치를 합하더라도 앞서 이야기한 노인 1인당 연평균 진료비 5,434,000원과는 비교가 안 되니 그나마 실비보험이라도 가입해 둔 게 어디냐 싶다.

직접적인 의료비 외에도 나이를 먹으며 자연스럽게 더 쓰게 되는 돈도 간과할 수 없다. 관절과 발바닥 등에 무리가 덜 가는 좋은 신발, 손목과 어깨 부담을 줄여 줄 눈곱만큼이라도 가벼운 우산과 양산, 좀 더 큰 화면의 노트북도 필요하다. 안경도 슬슬 구비해야 할 거고. 밥 한 끼를 먹더라도 혈당이니 뭐니 신경 쓰다 보면 사 먹든 해 먹든 단가가 올라간다. 여행을 갈라치면 여행자 보험료가 나이 먹은 만큼 높게 책정되고, 숙소 역시 좀 더 편안한 곳을 찾게 된다. 한때는 없어도 그만이고 있으면 땡큐던 사치스러운 물건이나 서비스도 이젠 없으면 곤란하고 고통스러워진 것이 된다.

이쯤에서 목소리 높여 제안한다. "여러분, 갱년기 적금을 듭시다!" 나는 적금을 좋아한다. 어차피 똑같은 내 돈이 이쪽 통장에서 저쪽 통장으로 움직일 뿐이지만, 이자라고 해도 간에 기별도 가지 않을 정도겠지만, 그럼에도 적금은 쏠쏠하고 유용하다. 스스로 강제성을 부여해 특정 기간 규칙을 지켜 나간 끝에 대망의 그날을 맞이하는 성취감이란 실로 굉장하다. 어릴 때든 나이 들어서든 분명 도움될 습관이다. 사실, 크게 어려운 일도 아니다. 적금 계좌를 만들고 자동이체를 신청한 뒤 그 사실을 잊어버리면(이게 핵심이다, 어렵지만) 어느새 돈이 쌓이는 걸. 이렇게 묶어 두지 않으면 돈은 금세 사라진다.

잠깐, 중요한 게 있다. 적금에 이름을 붙이자. 뭐든 좋다. 여행 숙소 업그레이드 적금, 여차하면 택시 타기 적금, 건강검진 풀옵션으로 받기 적금 등등. 나는 1인 가구라 자산 현황을 누구와도 공유하지 않지만, 그렇지 않은 경우엔 더욱 이름이 필요하다. 특히 중년 이후의 여성 독자께 드리는 말씀이다. 두루뭉술하게 모아뒀다간 자칫 내 소중한 돈이 어느새 우리 모두의 공돈으로 변할지도 모른다. 혹은 귀신같이 돈 들어갈 곳이 생긴다. 귀신같다고 했지만, 실은 누울 자리가 생긴 걸 보고 다들 와서 비비는 것이다. 본인 주변을 한번 둘러보고, 필요하다면 과장해서라도 적금에 심각하고 무시무시한 이름을 붙이자. 무슨 무슨 질병 검진비, 안 받으면 죽는 치료비, 자식 없는 내 요양 비용 등 함부로 손댔다간 천벌을 받겠다 싶을 만치 무시무시하고 구체적으로. 혼자만의 결심이라도 적금에 이름을 딱 붙여 놓으면 스스로에게 호통치는 효과가 생긴다. 네 이놈, 적금 만기라고 설레발치지 말고 냉큼 헬스 PT 끊지 못할까, 이노옴!

돈 모으는 것만 힘든 줄 알았는데, 제대로 쓰는 것도 만만찮게 어렵다. 특히 온전히 나를 위해 쓰는 건 더욱 그렇다. 나에게 잘해 주기. 당연한 건데도 이기적이라는 비난을 받을까 봐 눈치 보고 몸 사리다 온 우주에 송구스러울 지경이 된다. 1970년대에 태어난 대한의 딸답게, 양보와 겸손과 궁상이 미덕이라고 배운 후유증일까? 내 돈 주고서 받는 PT 수업도 왠지 돈지랄 같아 민망스러워질 때가 있으니 말이다. 처녀의 피로 목욕을 하겠다는 것도 아니고 다이아몬드를 갈아서 얼굴에 바르겠다는 것도 아닌데. 그러니 연습이 필요하다. 우선순위 첫 번째에 누구도 아닌 나를 올려놓는 연습. 일단 내가 괜찮아야 누굴 도와주든, 업어 주든, 두들겨 패든 할 수 있다. 나는 가족과 애인에게 자주 이야기한다. 우리 각자 알아서 챙기자고. 당신이 아프면 내가 귀찮아지고, 내가 아프면 당신이 귀찮아진다. 송구스러움 따위 날려 버리고, 각자 '나'를 위한 주머니를 만들었다가 필요할 때 열어서 쓰자고.

지출의 우선순위 역시 수시로 업데이트하자. 오십 대에 진입한 내 경우 꼬박꼬박 독감 예방주사를 맞는다.(비싸다.) 내복도 챙겨 입는다. 사십 대까지만 해도 답답하고 부대껴서 입지 않았는데, 이젠 초겨울부터 초봄까지 내복 없인 힘들다. 일주일 치, 위아래 일곱 세트가 필요하다.(비싸다.) 1인 가구라 입도 하나뿐이니 좀 비싼 과일과 고기도 산다. 예전처럼 으레 싸고 양 많은 걸 사면 이젠 다 소비하지 못한다는 걸 알게 되었다. 이런 식의, 기존에 하지 않던 지출이 발생하는 만큼 다른 항목을 조정해 가계부에 펑크가 나지 않도록 한다.

1인 가구 800만 시대다. 따라서 1인 가구로 살며 완경을 맞고 갱년기에 접어들 여성의 수도 급격히 증가할 것이다. 통계청이 발간한 「한국의 사회 동향 2024」에 따르면 20년 전과 비교해 40대의 여성 미혼자 비율은 5.7배로 증가했다(남성은 6.7배로 증가). 미혼 여성은 결혼 경험이 있는 여성보다 대졸자 비율과 고용률에서 두루 높다는 특징이 있다(남성은 반대). 그렇다는 것은, 열심히 돈 벌어서 자신에게 쓰는 것이 익숙한 사람이 그만큼이나 늘어났다는 이야기다. 좀 더 나은 의식주를 위해 돈 쓸 준비가 되어 있는, 여차하면 필라테스 수업이라도 냉큼 등록해 땀 흘리며 운동할 준비가 되어 있는 사람들이다.

그런데 '엄마'는 다르다. 어쩌다 자식들이 헬스장을 등록해 드리고, 효도 관광을 보내 드리고, 건강검진을 예약해 드리며 등을 떠밀어야 너무 비싼 거 아니냐며 마지못해 발을 떼는 게 '엄마'라는 사람들이다. 여기서 말하는 엄마란 특정 개인이 아니라 유사한 특성을 지닌 집단을 말하는 것인데, 어떤 특성인가 하면, 뭐니 뭐니 해도 희생이겠다. 자신의 욕구는 뒤로 미룬 채 우리 가정이 잘 돌아가도록 땀 흘려 모터를 돌리는 희생. 그게 '엄마'라는 존재에게 사회가 전통적으로 부여해 온 특성이다. 엄마라는 존재는 문제를 해결해 주는 사람이지 문제를 일으키는 사람이 아니다. "낳으실 제 괴로움" 따위는 싹 다 잊으셔야 하고 "손발이 다 닳도록 고생"하셔야 하는 존재에게 개인적인 욕구가 있으면 곤란하다. 엄마가 고생해야 집안이 잘 돌아가고 큰소리 날 일이 없으며, 뭐니 뭐니 해도 그래야 다른 가족들이 편하다. 엄마란 모름지기 아파도 꾹꾹 참다가 쓰러진 후에야 위중한 질환이라는 게 밝혀져 온 가족이 뒤늦게 '엄마아아아' 통곡하며 그 큰 사랑을 깨닫게끔 하는 존재여야 한다. 지금까진 그랬다.

세상은 변한다. '아프니까 엄마다' 세대가 끝나가고, 한국 사회 최초로 내돈내산 세대, 내 건강과 행복이 최고의 가치인 세대가 서서히 갱년기에 진입하는 중이다. 통계청에 의하면 1인 가구가 전체 가구의 35.5퍼센트인 782만 9천 가구에 달한다(2024년 기준). 더불어

65세 이상 인구가 전체 인구의 20퍼센트를 돌파해 초고령화 사회에 접어들었다. 행정안전부의 주민등록 인구통계에 따르면 2023년 말, 칠십 대 이상 인구가 통계 작성 이후 처음으로 이십 대 인구수를 추월하는 역전 현상이 벌어졌다. 갱년기 역시 더 이상 '엄마'가 아니라 '나' 개인의 문제이자 숙제로 바뀌었다.

    1970년대 중반에 태어난 나는 삼십 대에는 말할 것도 없고 심지어 사십 대 중반까지도 결혼을 안 해서 저렇다, 애가 없어서 이기적이다, 더 늦기 전에 뭐든 하라는 소릴 지겹게 들었다. 완경 진단을 받고서 차라리 홀가분했을 정도로. 내 다음 세대는 그런 소리를 듣지 않기를 바란다. 세상이 더 변하길 바란다. 공개적으로, 적극적으로 갱년기 건강 정책을 요구해 쟁취하길 바란다. 그 혜택은 전 세대가 두루 받게 될 것이니.

{ 5 }
중년의 운동은 달라야 한다

여러분은 건강검진을 앞두고 특별히 준비하는 게 있으신지. 며칠이라도 술이나 담배를 멀리한다든가, 야식을 줄인다든가, 채소를 듬뿍 먹는다든가…… 라고 이야기를 시작하다 문득 좀 이상하다는 생각이 들었다. 이건 마치 건강검진을 일종의 시험으로, 그러니까 합격과 불합격이 존재하는 것처럼 대하는 거잖아. 이미 생긴 문제든 곧 생길 예정인 문제든 간에 하나라도 더 찾아내는 게 검진의 목적인데, 며칠간 바짝 관리해 아슬아슬하게라도 합격한 뒤 신나게 먹고 마실 생각이나 한다니. 아무래도 어릴 적부터 하도 온갖 시험에 시달려서 이렇게 된 것 같다. 한국인의 삶이란…….

하여간 건강검진 이야기를 좀 더 해 보자면, 부끄럽지만 나는 마흔 살이 되어서야 처음으로 국가건강검진을 받았다. 그전까진 건강보험료를 꼬박꼬박 내면서도 검진 안내서 우편물은 언제나 저 멀리 치워 두곤 모른 척했다. 혼자 살고 혼자 일하는 프리랜서라 등 떠밀며 병원 가라는 사람도 없으니 나 몰라라 하기 좋았다. 회피한 이유는 딱 하나, 아무것도 알고 싶지 않아서다. 이삼십 대엔 마흔 넘으면 어차피 인생 끝나는 거 아니냐고 생각했고, 내키는 대로 살다가 나이 먹고 아프면 확 죽어버리겠다는 소리를 함부로 지껄였다.

그렇게 귀 막고 눈 감은 채 철없이 행동하다 드디어 미루고 미룬 건강검진을 받게 된 건데, 놀랍게도 그 결과가 의외로 나쁘지 않다는 사실에 크게 안도했다. 유방을 마구 잡아당겨 쥐포처럼 납작하게 눌러 엑스선 촬영을 하고, 불편한 자세로 자궁 초음파 검사를 하고, 예능 프로그램에서나 보던 수면 내시경 검사까지 받았는데도 딱히 끔찍한 문제가 없다니! 물론 체중을 얼마큼 줄이고 운동도 얼마큼 하라는 이야길 듣긴 했지만, 그 정도는 어렸을 때부터 매일같이 듣던 소리라 별 타격이 없었다. 나는 그저 몹시 기뻤다. 커다란 선물을 받은 기분마저 들었다. 칭찬은 고래도 춤추게 한다던가. 생각보다 괜찮은 결과에 오히려 더 잘하고 싶은 마음이 솟았다. 이제부턴 꼬박꼬박 건강검진도 받고, 치과랑 안과 같은 곳도 열심히 다녀야지. 마흔 살, 그제야 어른이 된 것 같았다.

하지만 운동만큼은 여전히 미뤄둔 채였다. 운동 좋은 거야 누가 몰라, 나도 안다. 그렇지만 생각만 하고 실천은 하지 못했다. 미루는 이유는 언제나 많았다. 바쁘거나 귀찮거나, 배부르거나 배고프거나 등등. 그러니 매번 오늘은 제치고 다음을 기약했다. 애초에 운동에 관해 진지하게 생각해 본 적도 딱히 없었는데, 건강보다는 다이어트가 먼저라서 그랬다. 뭔 짓을 해서라도 날씬해지기만 하면 되는 거 아냐? 꼭 운동이 아니어도 방법은 많을 텐데. 굶어도 되고, 살 빼는 약도 있고.

어릴 적부터 과체중이라 이런저런 운동 시설과 다이어트 전문 클리닉에 바쁘게 끌려다녔다. 내가 가고 싶어서 간 건 아니다. 자식에게 좋은 것이 뭔지는 부모가 제일 잘 안다, 뭐 그런 차원이었던 것 같다. 어린이 스포츠센터, 수영장, 에어로빅 교실, 태권도장…… 대학에 입학하자마자 등 떠밀려 단식원에 입소해 보름간 쫄쫄 굶기도 했다. 살을 빼 준다는 침도 맞았고, 한약도 마셨다. 주사도 맞고 양약도 먹었다. 효과와는 별개로, 전혀 즐겁지 않았다. 너는 뚱뚱하니 얼른 살을 빼야 한다는 소릴 매일 들어야 하는데 즐거울 리 있나. 그저 내 몸이 작아져서 남의 눈에 띄지 않기를 바랐고, 누구도 내 몸을 두고 말하지 않길 바랐다. 하지만 작아지고 쪼그라드는 건 몸이 아니라 마음이었던 것 같다. 사회인이 된 후에도 크게 달라진 건 없었다. 다이어트에 들이는 돈이 부모님 돈이냐 내가 번 돈이냐 차이가 있을 뿐.

나에겐 나만의 데이터가 있다. 잠은 몇 시간쯤 잤을 때 가장 개운한지, 아침을 먹는 게 나은지 거르는 게 나은지 등등, 살면서 자연히 듣게 된 내 몸의 소리다. 무리하지 않은 편안한 상태일 때의 체중도 안다. 생활 패턴이 무너지고 식습관이 나빠지면 그 체중보다 확 불어나는 거고, 나를 달달 볶으며 굶기면 홀쭉해지는 기다. 그렇게 나를 괴롭히며 체중을 왕창 뺐다가 다시 돌아갔다가, 다시 빼기를 반복했다. 섭취 칼로리를 악착같이 계산하기도 했고, 멀건 흰죽과 닭가슴살만 먹기도 했다. 면역력도 떨어지고 속도 쓰렸지만 삼십 대, 아니 사십 대 초반까진 젊음과 맷집으로 어떻게든 버틸 수 있었다. 하지만 완경과 코로나가 동시에 덮치면서 무너지기 시작했는데…….

팬데믹 시기에 살이 확 쪘다는 사람이 꽤 많다. 실

제로 한국건강증진개발원과 대한비만학회의 조사 결과 우리나라 국민 42.0퍼센트가 팬데믹 시기 이전보다 평균 3.5킬로그램 체중이 증가했단다. 이유로는 '일상생활에서의 활동량 감소(52.1퍼센트)'가 가장 높고, '운동 감소(34.3퍼센트)', '식이의 변화(13.6퍼센트)' 순으로 나타났다고. 나도 그랬다. 약속을 취소하고 외출도 삼갔다. 음식 배달 앱 이용 빈도는 부쩍 늘었다. 그러니 살이 찔 수밖에. 남들 다 그렇다니 이 정도는 괜찮지 않을까? 아니, 전혀 괜찮지 않았다. 단순히 체중만 불어난 게 아니라, 근육이 형편없이 줄어들고 체지방이 마구 늘어났다. 코로나 탓만 의심했을 뿐, 완경으로 인해 호르몬 이상이 생겼을 거라곤 전혀 생각하지 못했다. 팬데믹 기간이 끝나 약 3년 만에 해외 여행길이 열려 고대하던 여행을 떠났을 때도, 태국으로 향하는 비행기에서부터 몸을 가누지 못하고 끙끙거렸다. 당최 자리에 앉아 있을 수가 없었는데, 좌석이 불편하다든가 허리가 아프다든가 하는 구체적인 이유가 있는 것도 아니었다. 내 몸뚱이가 통째로 버겁고 힘들었다. 코어 근육이 없으니 온몸이 와르르 무너지는 거다. 여행하는 내내 이대로면 내 남은 인생마저 와르르 무너질수도 있겠다는 무서운 생각이 들었다.

한국으로 돌아와서 무척 오랜만에 나라는 존재를 안팎으로 꼼꼼히 들여다보았다. 거울 앞에서 몸 구석구석을 헤집으며 살펴보았고, 옷장엔 어떤 옷이 걸려 있는지, 책장엔 어떤 책이 꽂혀 있는지 하나하나 짚어 나갔다. 마치 낯선 사람을 살피듯 최대한 객관적으로 바라보려 애쓰면서. 새삼 놀랍고도 당황스러웠다. 나는 언제 이렇게 나이를 먹었을까, 그 사이 뭘 얻고 뭘 놓쳤을까. 집 안 곳곳, 정리하지 못하고 쌓아둔 철 지난 물건과 유통기한 지난 음식도 한가득이었다. 스스로를 홀대한 흔적 같았다. 어쩌면 적극적으로 나를 지키고 예뻐해 주지 못한 게 미안해서 도리어 방치했는지도 모른다. 울적한가? 그렇다. 불행한가? 너무너무. 100세 시대, 이제 겨우 절반쯤 온 셈이다. 하지만 나는 지금까지 살아온 시간에만 사로잡혀서 남은 인생 준비엔 손을 놓고 있었다. 정신이 번쩍 들었다. 뭐든 하자, 일단 운동부터. 난생처음으로 기꺼이 운동하고 싶었다. 이런 날이 오다니. 신용카드를 긁을 준비는 끝났는데, 어떤 운동을 해야 하지? 지속 가능한 운동을 위해선 자신의 성격과 취향 등을 파악하는 게 좋다. 뭘 싫어하고 무서워하는지 말이다. 칠색 팔색 하는 걸 억지로 해 봤자 극기 훈련이 될 뿐이다. 어릴 적 학교에서 반강제로 끌려갔던 극기 훈련을 떠올리면 지금도 화가 살살 난다. 돈을 받아도 모자랄 판에 참가비까지 냈었지. 큰맘 먹고 시작하는 중년의 운동이 그런 식이면 곤란하다. 가늘고 길게, 기초부터 차근차근 배울 테다. 나에게 맞는 속도가 중요할 테니 파트너나 팀이 필요한 운동보단 혼자 하는 게 마음 편할 거다. 슬슬 결론이 나오네. 1대 1 PT 수업이구먼.

웨이트 트레이닝은 다른 종목에 비해 접근성이 좋은 운동이다. 어느 동네든 헬스장은 있다. 마침 내가 일하는 성수동은 널찍하고 시설 좋은 헬스장 여러 곳이 경쟁하고 있어 비교적 가격도 적당하다. 수업 첫날, 트레이너가 운동 목적을 묻길래 딱 한 마디 했다. "살려고요." 나도 비장했지만 대답을 들은 트레이너 역시 만만찮게 비장한 얼굴이 되었다. 수업 시작 전 측정한 내 인바디 결과에 어지간히 놀란 눈치다. 기초대사량도 가관이지만, 복부지방률과 체지방률이 섬뜩할 정도로 높았다. 자기관리를 못한 결과겠지만 갱년기 탓도 있다. 완경이 되고 여성 호르몬이 예전처럼 꼬박꼬박 분비되지 않으면 체중이 갑작스레 불어나고 고혈압, 고지혈증이 생기기 쉽다. 맛있는 것 잔뜩 먹고 포동포동 찐 거면 억울하지나 않지, 참 나. 거기에 더해, 골밀도까지 현저히 떨어졌으니 얼른 손을 써야 하는데, 골다공증 예방엔 무거운 것을 밀고 끌고 당기고 들어 올리는 운동이 특히 좋다고 한다. 날씨에 구애받지 않고 전문가의 도움을 받으며 운동할 수 있는 곳, 말할 것도 없이 헬스장이다. 애초에 그러라고 만든 곳이다. 체중이 불어난 이후 족저근막염● 증세도 생겼는데(아침에 일어나 첫 발을 디디는 순간부터 불행하다), 앉은 자세로 여러 가지 운동을 할 수 있다는 것도 헬스장의 큰 장점이다.

힘들지만 즐겁다. 의외로 그렇다. 개같이 번 돈을 정승처럼 헬스장에 퍼 주니 돈이 아까워서라도 운동에 몹시 집중하게 되는 효과가 있다.(성실함은 돈으로 살 수 있는 거였구나.) 물론 몸뚱이는 힘들다. 펄쩍펄쩍 뛰고, 온몸을 구부렸다 펴길 반복하고, 쇳덩어리를 응차, 응차 들어 올리느라 입에선 비명이 터져 나온다. 하지만 마음이 참 편하다. 남은 인생을 쾌적하고 행복하게 살고 싶다는 명확한 목표가 생겨서 그렇다. 나이를 먹고 주변이 조용해지니 내 마음의 소리가 더 잘 들리고, 나 자신에게 더욱 집중할 수 있게 되었다. 그렇잖아, 내 나이가 몇인데 이제 누가 감히 내게 살을 빼라 마라, 좀 꾸미라 마라 따위의 소리를 할 수 있겠는가. 중년 여성이란 종종 소외되거나 아예 없는 듯 취급되는 존재인 듯하지만, 어쩌면 그래서 더 자유로울 수 있다. 한때는 또래 집단의

● 발바닥 근막의 통증을 유발하는 염증.

평가에, 그 속에서 내 위치에 연연했었다. 때때로 마음이 무너지는 것 같았다. 실제로 일부는 무너졌을 것이다. 평생 수많은 다른 사람에 둘러싸여 살아왔고 앞으로도 그럴 테지만, 그들에게 얼마나 영향받고 휘둘릴지는 나 하기 나름이란 걸 이제서야 깨달아 간다.

1인 가구인 것도 속 편하다. 컨디션이 좋지 않아 골골거리는 날에도 배우자나 자녀를 챙겨야 한다는 부담 없이 딱 나 한 명만 생각하면 된다. 우리 집 가장인 내 삶의 질이 최우선이다. 갱년기 증상으로 열이 훗훗하게 오를 땐 그에 맞춰 마음껏 실내 온도를 조절할 수 있다. 지난겨울 내내 거실 온도가 19.5도에 맞춰져 있었으니 말 다 했지. PT 수업 역시 나를 위해 가계 지출의 우선순위를 재빨리 조정한 덕에 욕심껏 등록했다. 감사한 일이다. 운동 근육통이니 뭐니, 엄살 피울 마음도 들지 않는다.

시간이 꽤 흘렀다. 트레이너는 종종 이야기한다.

"회원님, 이왕 운동하는 거, 좀 더 타이트하게 하시면 효과가 빠를 텐데요."

드라마틱한 변화를 위해 수업 횟수도 늘리고 엄격한 식단도 적용하자는 얘기다. 그때마다 웃으면서 대꾸한다.

"에이, 아시잖아요. 저는 그냥 살려고 운동한다는 거."

스스로 하는 다짐이기도 하다. 무리하지 말고, 꾸준히 하자고. 생활의 일부로 만들려면 속도를 조절해야 한다고. 오늘도 헬스장에서 다양한 연령대, 다양한 체형의 사람들과 마주친다. 각자의 속도로 몸을 움직이는 일에 집중하는 모습이 멋지다. 나 역시 나에게 집중한다. 좋아, 잘하고 있어. 한 번 더 해 보자.

어느 날의 나는 너무 나이 먹은 것만 같은데, 어느 날의 나는 아직 너무 젊은 것 같다. 모순덩어리다. 무엇도 순순히 포기할 준비가 되지 않아서일 것이다. 아마 죽을 때까지도 그렇겠지. 단 하루를 살아도 잘 살고 싶은 법, 남은 삶이 수십 년이나 된다면 지금 여기서 놓아 버릴 순 없다.

{ 6 }
삶의 질을 높이는 헬스장 이용 가이드

말 나온 김에 운동 이야기를 좀 더 해 보겠다. 헬스장이나 요가, 필라테스 학원, 수영장 등에 주기적으로 다니는 독자가 계신다면 혹시 한 번에 몇 달 치씩 이용권을 결제하는지 궁금하다. 나는 보통 석 달씩 끊는데, 헬스장(과 기타 운동시설) 측에선 할인도 해 주고 사물함도 무료로 쓰게 해 주겠다며 장기 등록할 것을 꼬드기지만 단호히 거절한다. 그런 달콤한 말에 홀려 카드를 긁어 놓곤 코빼기도 비치지 않았던 숱한 전적이 있기에. 그러곤 1년쯤 지나 민망해하며 운동화를 찾으러 가는 식이다. 정말이지, 이 땅의 체육 시설에 나만큼 꾸준히 기부한 사람도 없을 거 같아 자랑스러울 지경이다.

그런 주제에, 최근 헬스장 1년 치 이용권을 과감히 긁었다. 과거의 교훈을 잊은 건 아니다. 처음엔 마음먹은 대로 딱 석 달 치만 등록했다. 그 기간만큼의 PT 수업료와 함께. 그러고선 일주일에 두 번씩 출석했다. 겨우 주 2회냐는 말씀은 마시라. 애초에 헬스장 문턱을 넘는 것만으로도 나로선 굉장한 의지력을 발휘하는 거였다. 그리곤 일단 살짝살짝 간을 보며 운동 기구 사용법을 하나씩 익혀 나갔다. 그 공간에도 정이 들었는지, 처음엔 뭘 어떻게 해야 할지 몰라 그렇게도 뻘쭘하더니 어느새 내 집마냥 편안해졌다. 그렇게 몇 번이나 재등록을 했나 보다. 얼추 계절이 바뀔 때마다 카드를 긁은 것 같은데, 정신을 차려 보니 2년 가까이 훅 지났길래 화들짝 놀랐다. 우와, 이 정도면 앞으로도 꾸준히 다닐 수 있지 않을까? 그리하여 드디어 1년 치 이용권을 결제했다는 이야기다. 약속대로 대폭 할인도 받았고.

헬스장은 사무실에서 아주 가깝다. 이것이 중요하다. 멀수록 마음의 거리도 멀어진다. 프리랜서로 일하니 어느 정도는 시간을 자유롭게 쓸 수 있는 편이라 요런조런 시간대에 운동하러 가 보았다. 오전이나 낮에는 아무래도 사람이 적어 운동 기구 순서를 기다릴 필요가 없다는 장점이 있다. 그런데 며칠 지나 보니, 회원끼리 다들 친한 분위기이고 연령대도 높은 편이라 그런지 거리낌 없이 호구조사를 한다(몇 살이야? 애는 있어? 단체 카톡방 들어올래?). 반대로 저녁 시간엔 퇴근하고 온 직장인이 대부분이라 그런지 하나같이 찌든 얼굴로 이어폰을 꽂고 입을 꾹 다문 채로 운동만 한다. 마음이 편하기론 이쪽이 낫다. 하지만 다들 한꺼번에 몰려오니 탈의실도 붐비고 원하는 운동 기구를 쟁취하기도 쉽진 않다. 이래저래 장단점이 있다.

어쨌든 왔으니, 몸을 풀어 볼까? 우선 스트레칭부터. 어릴 적엔 귀찮아서 대충 하거나 아예 건너뛰곤 했는데, 지금 그랬다가는 이틀은 앓아눕게 될 것이다. 공들여 꼼꼼히 해야 한다. 목 주변을 부드럽게 푼 다음 어깨와 팔, 옆구리를 거쳐 허리와 엉덩이, 발목과 발등에 이르기까지 몸 위쪽부터 아래쪽까지 꼼꼼히 훑어 내려간다. 내 몸이 잘 움직이는지 확인하는 과정이다. 이때 폼롤러와 나무 봉, 마사지볼, 다양한 두께의 밴드 등 헬스장의 기구를 두루 사용한다. 갖춰 둔 이유가 있을 테니까. 몸을 풀다 보니 30분이 지났다. 그다음은 워밍업을 할 차례다. 트레드밀(러닝머신)과 스텝밀(일명 천국의 계단) 위에서 20~30분쯤 헉헉거리며 몸을 데운다. 여기까지만 해도 어느새 한 시간이 훌쩍 지났지만, 본 운동은 이제부터다. PT 수업이 있는 날엔 한 시간 일찍 헬스장에 와서 이렇게 준비운동을 하고, 수업이 없는 날엔 미리 어떤 운동을 할지 간단히 계획을 세워 와서 실천한다. 무작정 왔다가는 운동 기구 사이에서 방황하다 집에 가기 일쑤라서다. 어지간하면 스마트폰은 탈의실 로커에 넣어 두는 편인데, 눈 돌릴 데가 없으니 운동 효율이 쭈욱 올라간다. 요런 순서로 운동을 마치고 샤워까지 하면 두 시간 좀 넘게 걸린다. 이만큼의 시간을 온전히 나를 위해 쓰다니! 이 사치스러운 기분!

운동 횟수도 좀 늘어났다. 요즘은 월·화요일 운동하고 수요일엔 쉬고, 목·금요일 운동하고 주말엔 쉰다. 이렇게 일주일에 네 번 헬스장에 출근하는 중이다. 장하다! 대체 운동을 얼마나 자주 해야 하는지 이런저런 말이 많은데, 비전문가의 주관적 의견을 말하겠다. 2030은 주 2~3회 하시고, 3040은 주 3~4회 운동하시라. 4050은? 그야 4~5회지. 헬스장이든 수영장이든 아파트 계단 오르기든 동네 산스장(등산로에 설치된 운동 기구로 운동하는 곳)이든 어디든, 나이 먹을수록 되도록 자주 가서 운동과 친해져야 한다. 아프기 전에 미리미리.

이만큼 노력하는 게 아까워서라도 식사에 신경 쓰

게 된다. 밥 한 끼 잘못 먹었다간 천국의 계단 몇십 분 탄 게 말짱 도루묵될 거 아냐. 그건 못 참지. 마침 SNS에서 저속노화 붐이 불어 건강한 식단을 공유하는 사람이 어마어마하게 늘어난 덕분에 좋은 레시피를 한가득 수집했다. 하긴, 어차피 이젠 튀긴 거나 맵고 짠 걸 예전만큼 먹기도 힘들다. 소화 능력이 떨어진 모양이다. 그렇다고 해서 무작정 적게 먹으면 곤란하다. 거칠게 말해, 음식 섭취가 부실하면 골다공증 오기 딱 좋고 과하게 먹으면 고지혈증과 당뇨의 위험이 있다. 그러니 첫째도 균형, 둘째도 균형이다. 먹어야 할 걸 제대로 챙겨 먹고, 먹지 말아야 할 걸 되도록 멀리해야 한다. 나는 트레이너와 상의해 일일 권장 섭취 칼로리를 정해 되도록 지키려 하고 있다. 나이와 성별, 근육량, 운동량 등을 고려해 정한 것이다. 섭취 칼로리도 중요하지만, 탄수화물과 단백질과 지방의 비율 역시 대단히 중요하다. 식사 내용은 스마트폰의 건강 앱에 기록하는데, 내가 쓰는 갤럭시의 '삼성 헬스' 앱에는 어지간한 음식의 영양 정보 데이터가 다 있어서 편하다. 더불어 매일의 수면시간과 걸음 수 등도 자동으로 기록된다.

나이 들수록 운동의 효과가 느리게 나타난다지만, 느려도 오긴 온다. 삼국지의 동탁 수준이던 체지방이 서서히 줄어들었고, 한심하던 근육량도 조금씩 늘어났다. 어느새 몸무게 앞자리가 두 번이나 바뀌었다. 8에서 7이 되었을 때도 몹시 기뻤는데, 6으로 바뀐 날엔 말도 못 하게 짜릿해서 소리를 질렀다. 목표 체중이 있다거나 특별한 디데이를 정해 놓은 게 아니라서 오히려 느긋하고 꾸준하게 운동과 식단 조절을 할 수 있는 것 같다. 운동을 시작한 지 2년 꽉 채웠을 무렵엔 체중을 17킬로그램 감량했는데, 인바디에 의하면 그중 15킬로그램이 체지방이라고 한다. 어떻게 아는 걸까? 거참 신기하고 똑똑한 기계다. 하지만 적정 체중까진 앞으로 10킬로그램을 더 빼야 한다니, 너무 고지식한 기계인 것 같기도 하다. 쳇!

어쨌든 신난다. 당사자인 나 못지않게 트레이너도 입이 찢어져라 웃으며 좋아한다. 사람은 누구나 피드백을 필요로 하는데, 심지어 좋은 내용의 피드백이라면 힘이 팍팍 나는 게 당연하다. 가르치는 자와 배우는 자의 입장이지만, 상호작용을 통해 함께 성장할 수 있다. 변화 추이를 숨김없이 공유하고 적절한 질문을 던지며, 당신의 코칭 덕분에 내가 이렇게 변하고 있다는 것을 알려 주는 것이다. 동태눈의 회원은 동태눈의 트레이너를 만들 뿐이다. 트레이너에게 성취감을 안겨 주는 만큼 내 운동 시간은 더 효율적으로 알차게 진행된다. 서로에게 최애가 되기. 프리랜서로 오랫동안 일하면서 배운 커뮤니케이션 법이다.

운동 PT 수업이 처음은 아니고, 실은 꽤 오래전부터 띄엄띄엄 해 오긴 했다. 처음 경험한 건 20대 중반, 본격적으로 돈을 벌기 시작할 무렵 호기심과 허영심의 합작으로 10회가량의 PT 수업을 덜컥 등록했었다. 지금도 그렇지만 20년 전에는, 어휴, 물가 대비 어마어마하게 비쌌다. 그걸 시작으로 이런저런 헬스장을 전전했다. 한 달쯤 운동했다가 잠수 타고, 반년 만에 뻘쭘하게 나타났다가 또 사라지는 식으로. 지금의 트레이너와는 2년 가까이 함께 운동하고 있다. 이만큼 꾸준할 수 있는 건 내가 원하는 게 뚜렷해졌기 때문이겠다. 이젠 뭐니 뭐니 해도 생존이 일 순위라, 겉으로 드러나는 몸무게 숫자보단 몸속의 체지방과 복부지방률을 낮추는 게 목표다. 물론 약하디 약한 인간인지라 몸무게 몇 그램 때문에 기분이 왔다 갔다 하는 건 여전하지만…….

트레이너가 입버릇처럼 하는 말이 있다. "어젠 왜 운동하러 안 오셨나요"라든가, "대체 주말에 뭘 드신 거죠" 또는 "가동 범위를 늘려야 해요" 같은 말들. 가동 범위란 몸 곳곳의 관절이 움직일 수 있는 범위를 말한다. 단어의 뜻이야 익히 알지만, 그게 대체 나랑 무슨 상관인가. 팔이든 다리든 골반이든 멀쩡히 잘만 움직이는데. 그러나 트레이너가 촬영해 준 나의 스쾃 영상을 보며 경악하게 되는데……. 여러분은 자신이 운동하는 모습을 촬영해 본 경험이 있으신가요? 그건 마치 자기 목소리를 녹음해서 다시 듣는 것만큼이나 민망한 일이다. 와, 정말이지 충격받았다. 생각보다 훨씬 엉거주춤하고 구부정한 게, 전체적으로 몹시 불안정해 보였다. 내가 이 정도일 줄이야! 문제가 뭘까? 무릎, 골반, 어깨? 아니면 내 인생 전반이 몽땅 문제인 걸까?

겁이 왈칵 난다. 내 부모의 움직임을 잠시 관찰하는 것만으로도 가동 범위의 중요성을 절감하게 되니 말이다. 뭐니 뭐니 해도 그들이 낙상사고를 당할까 봐 겁난다. 자리보전하는 순간부터 빠른 속도로 근육을 잃을 것이고, 그러면 삶의 질이 후두둑 떨어질 것이고, 당사자와 주변인(바로 나) 모두 고통받을 것이다. 특히 고관절 골절이 가장 치명적이다. 고려대학교 의료원에 따르면 고령자의 고관절 골절을 방치하면 2년 안에 사망할 가능성이 약 70퍼센트에 달하며, 수술하더라도 같은 기간 내 사망률이 30퍼센트에 달한다. 장기간 누워 생활해야 하니 욕창과 폐렴, 요로감염, 뇌졸중, 심근경색 등의 질병이 추가로 발생할 확률이 높다. 갱년기에 생활의 난이도가 얼마나 올라가는지 온몸으로 느끼고 나니, 노년기엔 또 얼마나 대단할지 벌써 긴장된다. 당연하지만, 일이 벌어진 후에 수습하는 것보단 미리 대비하고 예방하는 게 훨씬 낫다. 오늘 내 팔이 잘 돌아가면 내일 갑작스럽게 오십견 증상이 생길 확률은 낮다. 반대로 뻐근한 몸을 그날그날 풀어 주지 않는다면 내일은 아프게 될 확률이 높아지겠지. 모든 건 확률의 문제다. 평소 차곡차곡 몸을 관리해 두면, 설사 아프게 되더라도 좀 더 빨리 회복할 확률이, 후유증에서도 빨리 벗어날 확률이 높아질 것이다. 그리고 병원비보단 헬스장 PT 비용이 저렴할 것이고.

약장수마냥 외쳐 본다. 운동의 장점은 한둘이 아니다. 뭐니 뭐니 해도 삶의 질이 구체적으로 높아진다. 미용실에서 너덧 시간 넘게 머리를 해도 허리나 어깨가 별로 뻐근하지 않고, 온종일 백화점이나 이케아 매장을 휘젓고 다녀도 쌩쌩하다. 지하철역 에스컬레이터가 너무 붐빌 땐 망설이지 않고 계단을 오를 수 있다. 무거운 생수병 묶음도 부담 없이 척척 옮긴다. 덜 피곤하고 덜 지치고 덜 아프니 짜증도 덜 내게 된다. 우아하고 너그러운 어른이 되려면 체력과 근육이 필수다.

이 나이에도 여전히 새로운 걸 배워 나간다는 기쁨

도 크다. 견갑골을 내리고 광배근에 집중하라는 식의 대체 뭔 소린지 모를 얘기가 어느 날 갑자기 명료하게 이해될 때의 짜릿함이라니.(견갑골을 내리라고요? 지하 3층까지 내려 드리죠!) 물론 아직은 마음만 앞서는 게 대부분이지만, 그래도 기분만큼은 끝내준다. 잘되는 동작은 효능감을 느낄 수 있어서 신나고, 어려운 동작은 내 안의 경쟁심을 살살 부추기니 재미있다. 이것은 프리랜서로서 일을 대하는 태도와도 꽤 통한다. 지난 25년간 유난히 자주 들은 말이 있는데, "좋아하는 일만 할 수 있으니 부럽다"라는 말이다. 하지만 그럴 수 있는 운 좋은 사람이 세상에 몇이나 될까. 그보다는, 뭐가 되었든 간에 눈앞에 주어진 일을 좋아하려고 노력하는 편이다. 나는 종종 일하다 말고 크게 소리 내 외치곤 한다. (혼자 일해서 다행이다.)

"으아, 너무 재미있어! 어쩜 이렇게 재미있을까!"

실제로는 아니더라도 말이라도 그렇게 하는 거다. 말에는 힘이 있으니까.

여행지의 헬스장을 탐방하는 새로운 재미도 얻었다. 대부분의 헬스장은 일일 이용권을 판매하니, 운동복만 챙겨 가면 오케이다. 내가 태국에서, 튀르키예에서, 베트남에서 운동하게 될 줄이야. 몇 년 전만 해도 상상하지 못했던 일이다. 앞으로 또 어떤 곳에서 운동하게 될까? 더 놀라운 일은, 생활스포츠지도사 2급 시험에 도전했다는 것이다. 검도, 당구, 볼링, 수영, 인라인스케이트, 자전거, 탁구, 힙합 등 현재 66개의 실기 종목이 있다. 종목별 지도자 경력이 필요한 1급 시험과 달리, 2급 시험은 18세 이상이면 누구나 응시할 수 있다. 필기와 실기, 구술시험에 모두 통과하면 체육을 지도할 수 있는 자격이 주어진다. 현재 필기 시험에 합격했고, 실기와 구술 시험을 준비하고 있다. 그동안 나름대로 열심히 운동한 결과를 객관적으로 평가받고자 응시했던 것인데, 또 모르지. 이 일을 계기로 내 인생의 방향이 어떻게 바뀔지.

좋든 싫든, 별일 없으면 백 세 시대를 꽉 채워 살게 될 것 같다. 오늘의 내 상태로 100살까지 쭉 가면 좋겠지만, 자칫하면 건강과 통장 잔고를 비롯해 모든 게 내리막인 상태로 그 긴 시간을 견뎌야 할지도 모른다. 운동이란 시작하는 순간부터 덕을 본다. 어제보다 오늘 컨디션이 한결 낫고 기분도 상쾌하다. 오랫동안 먹던 약을 줄이거나 끊을 수도 있다. 삶에 윤기가 돈다. 그러니 노력하지 않을 수 없지. 나이가 가늠되지 않을 정도의 동안과 몸매 같은 걸 바라는 게 아니다. 내 소망은 되도록 깔끔하고 단정한 모습으로 나이 드는 것이다. 보기에도 청결하고 실제로도 청결한 사람, 자신과 주변을 성실하게 관리할 수 있는 사람, 좋은 낯으로 인사를 건네는 사람, 쓰레기를 아무 데나 버리지 않고 함부로 반말하지 않는 사람으로 나이 드는 것이다. 체력이 받쳐 주고 근육이 버텨 줘야 사회인의 우아한 가면을 계속 쓴 채로 노년이라는 미지의 땅에 연착륙할 수 있을 것이다.

그러자면 답은 하나뿐이다.

"오늘도 운동하러 다녀오겠습니다!"

{ 7 }
잠자던 코털까지 깨우는 호르몬의 위력

없던 버릇이 생겼다. 손가락으로 콧구멍 입구를 수시로 툭툭 건드리는 거다. 가려워서 그런 것도 아니고 코딱지를 파려는 것도 아니다. 그저 별문제 없는지 확인하려는 건데…… 문제라니, 무슨 소리냐고? 실은 얼마 전부터 코털이 본격적으로 콧구멍에서 삐져나오기 시작했다. 글을 쓰면서도 여전히 믿기 어렵지만.

생전 털 때문에 고민한 적이 없었다. 털이야 원래 자라는 거고, 필요하면 다듬으면 되는 거지. 겨드랑이와 생식기의 털은 때때로 깎거나 뽑거나 레이저 제모를 했고, 눈썹은 아예 깔끔하게 반영구 문신을 했다. 그런데 세상에, 있는 줄도 몰랐던 코털이 갑자기 존재감을 드러낼 줄이야. 처음엔 콧구멍 주위가 자꾸 간질거리고, 뭔가 대롱대롱 매달려 있는 느낌이 드는 정도였다. 막상 거울을 보면 딱히 보이는 것도 없다. 코감기에 걸린 것도 아니고 알레르기도 아닌데 왜 이러지? 그렇게 한참을 비비적대고 만지작대다 비로소 깨달았다. 코털이구나! 화장대 기본 조명에다 스탠드 조명까지 추가로 켜놓고서 진지하게 들여다보니, 정말 그랬다. 있는 줄도 몰랐던 코털이 어느새 이만큼 자라나선 흠칫할 정도로 굵어지더니 콧구멍 밖으로 탈출하기 시작한 것이다. 평소에 코털이 삐져나온 사람을 볼 때면 한심하다고 생각했다. 아니, 깎든지 뽑든지 해야 할 것 아냐. 대체 왜 저러고 다니는 거야? 그런데 이젠 내가 그렇게 보이겠다고 생각하니 하늘이 무너지는 것 같았다.

머리카락은 나이를 먹을수록 가늘어지고 쉽게 빠지기 일쑤인데 왜 뜬금없이 코털은 쑥쑥 자라나는 걸까? 지긋지긋하게도 또 호르몬 때문이다. 갱년기가 시작된 이후 몸에 없던 일이 벌어졌다 싶으면 십중팔구는 호르몬 이슈다. 테스토스테론이 5알파 환원효소(라는 것이 있다고 한다)와 결합하면 다이하이드로테스토스테론(DHT)을 형성하는데, 나이를 먹으면 요 DHT가 몸의 신호 체계를 교란해 머리에선 탈모를 유발하고 코와 턱,

눈썹 등에선 털이 쑥쑥 자라게 유도하는 거라나. 솔직히 뭔 소린지 하나도 모르겠고, 짜증만 난다. 더불어 정강이에도 갑작스레 길고 굵은 털이 돋아나기 시작했다. 바퀴벌레 뒷다리만 하다. 제일 긴 걸 뽑아 보니 무려 1.8센티미터나 된다. 갱년기, 참으로 별 일이 다 생긴다. 성질이 더러워질 만하다.

어쨌든 그냥 놔둘 수는 없다. 이놈의 코털을 손봐 줘야지. 이 나이에 또 새로운 기술을 연마하게 되는군. 일단 핀셋으로 제일 거슬리는 굵은 털 한 가닥을 집은 후 냅다 잡아당겨 뽑았다. 우악! 어마어마하게 아프다. 나중에 알게 된 건데, 코털을 함부로 뽑으면 염증이 생기기 쉽다고 한다. 흠, 아무래도 자르는 게 낫겠어. 마침 눈썹을 다듬을 때 쓰는 자그마한 가위가 있어 콧구멍 속으로 들이밀어 봤는데, 끝부분이 꽤 날카로워 금세 콧속을 푹 찌르고 말았다. 눈물도 나고 피도 난다. 코털은 으레 남성들의 골칫거리일 텐데, 그들은 어떻게 관리할까? 검색해 보니 끝부분이 둥그스름하게 마감된 코털 전용 가위라든가 전동 코털 제거기를 많이들 쓰나 보다. 칼날이 달린 기계의 끝부분을 콧구멍에 쏙 집어넣고 전원을 켜면 모터가 빠른 속도로 회전하면서 털이 싹둑싹둑 잘려 나간다고 한다. 그런데 장바구니에 넣으려다 말고 구매 후기를 읽어 보니, 코털이 잘리다 말고 부속품 사이에 끼어 후드득 뽑혀 나갔다는 얘기가 있다. 상상만 해도 찔끔 눈물이 나려고 한다. 하여간 이런 변화를 계기로 타인의 코털에도 아주 조금은 관대해진 것 같다. 깎고 돌아서면 금세 자란다는 걸 몸소 알게 되었으니까. 물론 너무 긴 털 앞에선 여전히 고개를 돌린다. 관리 좀 해, 이 사람들아.

그 와중에 몸 곳곳에서 흰털이 자라나기 시작했다. 두피는 물론이고 사타구니와 눈썹과 속눈썹에서도 차례로 흰털이 발견되었다. 노화로 인해 모발에서 멜라닌 색소가 빠져나가고 굵기도 가늘어지는 것이다. 사십 대 초반까지만 해도 흰머리 때문에 고민하지 않았다. 오히려 은발을 꽤 동경하기도 했었다. 풍성한 은빛 머리칼이라니, 상상만 해도 멋진걸. 나는 나이 들면 굳이 염색하지 말아야지. 하지만 현실은, 멋지긴 개뿔이다. 흰머리가 균일하고 곧게 날 줄 알았는데 듬성듬성하게 비죽비죽 돋아나 지저분하고 피곤해 보인다. 그나마 무광이면 좀 나을 텐데 쓸데없이 번쩍거려 눈에 띈다. 게다가 곧게 자라지도 않는다. 나이를 먹으며 모발의 지질 구성에 변화가 생기므로 직모였던 사람마저 꼬불거리는 머리카락으로 바뀌는 경우가 흔하다나. 성별 구분 없이 누구나 겪는 일이니 겸허히 받아들여야겠지만 당장 희고 반짝이고 꼬불거리기까지 하니 눈에 너무 밟힌다. 처음엔 눈에 보이는 족족 열심히 뽑았다. 사실, 꽤 재미있었다. 경쟁심이 강한 편이라 신나게 혼자만의 싸움을 했다. 다 조져 주마. 앞머리랑 귀 옆이랑 정수리 주변까지 몽땅. 이거 다 뽑으면 대머리 되겠네…… 라고 중얼거리다(최근 혼잣말이 늘었다) 갑자기 섬뜩해졌다. 그러게, 그러잖아도 숱이 줄고 있는데 그만 뽑아야 하는 거 아닐까?

그때부턴 뿌리 염색, 줄여서 '뿌염'의 굴레에 빠졌다. 두 달에 한 번꼴이다. 처음엔 넉 달에 한 번 정도만 했는데, 흰머리의 양이 계단식으로 팍팍 불어났다. 마음 같아선 한 달에 한 번씩 뿌염을 하고 싶지만 두피에 좋지 않을 것 같아 겁난다. 비용도 만만찮다. 동네마다 한두 곳씩 있는 염색방(염색 시술만 하는 곳)에서 하면 훨씬 저렴한데, 두세 번 가 보았지만 종교 전도나 다단계 가입 권유, 호구조사 등을 쉴 새 없이 당하게 되길래 마음을 접었다. 한때 홈쇼핑을 휩쓸었던 염색 샴푸도 써 봤지만, 머리 색깔은 그대로고 손톱 끝만 거무죽죽하게 물들길래 역시 관뒀다. 일회용 새치 커버 제품도 몇 가지 시도해 봤는데, 마스카라 형태의 제품은 머리카락이 뭉쳐 떡진 것 같아 보여서 별로였고, 파우더 타입은 쉽게 묻어났다. 새치 커버 스프레이는 개중 낫긴 한데 수입품이라 비싸다. 그리고 자극이 심한지 두피가 벌겋게 달아오르곤 한다.

여기까지 쓰다 보니 은근히 어이가 없어진다. 이런 건 어머니들이나 하는 고민 아니었어? 아, 이젠 내가 어머니 나이가 된 거구나. 장노년 여성들이 왜들 그렇게 비슷비슷한 머리 모양을 하고 있었는지 이젠 너무 이해된다. 노화로 가늘어진 머리카락이 두피에 달라붙은 듯 착 가라앉기 일쑤이니 드라이든 파마든 뭐든 해서 붕 띄워 줘야 하는 거다. 줄어든 머리숱을 감추는 데도 곱슬하게 스타일링하는 쪽이 유리하다. 힘없는 머리카락을 길게 기르면 무게 때문에 두피에 더 달라붙어 보이니 단발 길이 정도에서 타협하는 거고. "중년 이후엔 뚜껑 싸움"이라는 농담이 있다. 나이 먹으면 얼굴 잘나고 몸매 좋은 것보다 머리숱 많은 게 최고라는 거다. 내 뚜껑도 슬슬 싸움을 시작한 모양이다. 평화주의자로 살고 싶었는데. 그동안 머릿결 상할세라 탈색도 파마도 어지간하면 하지 않았던 게 갑자기 억울해진다. 이럴 줄 알았으면 별의별 스타일 다 해 볼 걸. 하긴 머리만 그런 건 아니다. 더 먹을걸, 더 마실걸, 더 놀러 다닐걸!

이왕 구질구질해진 김에 배뇨 문제도 이야기해 보

자. 갱년기에 접어들면서 배뇨와 관련해 전에 없던 어려움이 생겼다. 소변이 마렵다는 생각이 드는 순간, 갑작스레 심장이 빨리 뛰고 땀이 난다는 것. 온몸의 신경이 한순간에 방광으로 집중되는 것 같다. 머릿속에서 사이렌이 울린다. 나온다 나와, 당장 화장실로 달려가야 해! 하지만 막상 변기에 앉으면 찔끔 배출하고 끝. 혹시 이게 바로 과민성 방광이라는 걸까?

국제요실금학회에 따르면 과민성 방광이란 방광염이라든가 요로 감염 등 특별한 질병 없이 자주(하루 8번 이상) 참을 수 없을 정도의 매우 급작스러운 요의를 느끼고, 잠을 자다가도 소변이 마려워 깨는 질환이란다. 이 '참을 수 없을 정도의 강하고 갑작스러운 요의'를 '요절박'(또는 절박뇨)이라고 한다는데, 정식 명칭이 있다는 사실에 놀랐다. 요절박이라니, 너무 절박하잖아. 하긴, 국제요실금학회라는 곳이 있다는 것 역시 놀라운 일이긴 했다.

여러 이유가 있겠지만, 주원인은 역시 노화다. 골반저근●과 신경이 노화하면 작은 자극에도 과하게 반응하게 되어 배뇨 문제로 이어질 수 있다는 거다. 꾸준한 운동으로 골반 근육을 키우면 도움이 된단다. 어디선가 헬스장 트레이너가 기뻐하는 소리가 들리는 것 같다. (알

● 방광, 요도 등을 지지해 주는 근육.

앉어요, 알았어! 운동하면 되잖아요.) 하여간 그래서, 요즘은 잠자리에 들기 전에 괜히 화장실에 한 번 더 간다. 그러잖아도 갱년기로 수면 시간이 줄기 일쑤이니 잠을 방해하는 요소를 하나라도 없애고 싶어서다. 갱년기 증상이 나타나기 전엔, 나이 든 사람들이 대체 왜 자다 말고 화장실에 가는 건지 이해하지 못했지만 이젠 너무 잘 알겠다. 왜긴 왜야, 마려우니까 가지. 안 가면 큰일이 벌어질 테니까.

여성 호르몬이 사라진다는 게 이렇게까지 어마어마한 일일 줄 몰랐다. 자연스레 서서히 나이 들 줄 알았는데 완경이 되자마자 절벽 아래로 떨어지듯 급속히 노화한다. 그렇게도 중요하게 생각했던 우아함을 자꾸만 놓쳐 버린다. 근사한 곳에서 멋진 식사를 한 뒤 나도 모르게 쩝쩝거리다 앗차차, 하고 급히 멈추게도 된다. 노화로 잇몸의 탄력이 줄어드니 예전보다 치아 사이가 벌어져 여기저기 음식물이 끼게 되는데, 익숙하지 않은 이물감이라 무심결에 추접스러운 소리를 내게 된다. 식사 후 물 한두 모금만 마셔도 입안이 깔끔하게 정돈되던 게 엊그제 같은데 이젠 식당마다 왜들 그렇게 이쑤시개를 비치해 놓는 건지 이해하게 되었다. 그나마 아직은 대놓고 이쑤시개를 쓰고 싶지 않아 꾹 참는 중이다. 대신 슬그머니 화장실에 가 평소 들고 다니는 치실과 치간칫솔을 꺼낸다. 슥삭슥삭…….

하지만 언젠가는, 어쩌면 곧, 불편함이 민망함을 이기는 날이 올 것이다. 수시로 목에 가래가 끼어 컥컥거리고, 소화 기능이 떨어지고, 괄약근이 약해져 방귀를 참지 못하고, 관절과 근육통으로 아무 데나 기대거나 주저앉게 될 것이다. 젊은 날의 내가 눈살을 찌푸리며 흘겨봤던 노인의 모습이 될지도 모른다. 바른 자세를 취하는 것도, 밝은 표정을 짓는 것도, 청결을 유지하는 것도 모두 에너지가 충분해야 가능하다. 나는 과연 언제까지 해낼 수 있을까?

몸의 변화를 하나하나 꼽아 보면 점점 서글픈 기분이 든다. 어째 좋아질 일이라곤 없고 나빠질 일만 한가득이네. 이 마음을 어떻게 어르고 달래야 할까? 대여섯 살 많은 친구와 쇼핑하다 말고 화장실로 달려가 볼일을 본 뒤 손을 벅벅 씻으며 이런 서글픔을 하소연했더니 친구가 피식 웃었다.

"말도 마, 나는 요즘 등산 갈 때 생리대를 해."

나보다 먼저 완경을 맞이했으면서, 웬 생리대? 친구가 설명하길, 높은 바위 위를 오르내리다 보면 부지불식간에 소변이 조금씩 새는 일이 있어서 미리 착용한다는 거다. 언젠가는 요실금 전용 제품을 써야겠지만 아직은 왠지 거부감이 든다고. 아이고 맙소사, 우리가 이제 이런 얘길 나누게 되었네. 둘이서 함께 세면대를 붙잡고 한참 낄낄거렸다. 웃을 일이 아니지만 우는 것보단 낫지 뭐.

{ 8 }
노화라니, 아직은 받아들이고 싶지 않은걸

'중년픽'이란 말이 있다. 중장년 소비자들 사이에서 알음알음 입소문이 난 장소를 뜻하는 용어다. 지도 앱에 대놓고 중년픽이라 표시된 건 아니지만, 아는 사람은 다 알고 모르는 사람은 영영 모르는 곳들. 숱 없고 힘없는 머리칼도 기막히게 잘 말아 준다는 미용실이라거나, 백 년이 지나도 지워지지 않게 눈썹을 문신해 준다는 실력자, 손맛 끝내주는 세신사가 근무하는 목욕탕 등이다. 엄마들은 참 신기해, 이런 델 어떻게 아는 걸까 생각했는데 정신을 차려 보니 어느새 내게도 짧지 않은 목록이 생겼다. 어떻게든 3040으로 엮이고 싶었는데 현실은 4050인 거다. 요즘은 갓 빻은 국산 태양초 고춧가루라든가, 진짜 국산 참기름과 들기름을 사고파는 비밀스러운 커넥션에도 발을 들였다. 하여간 그렇게 드디어 중년픽 피부과의 문을 열기에 이르렀으니……

잡티야 언제나 있었지만 몇 년 사이 광대뼈 부근이 집중적으로 지저분해졌다. 갱년기의 호르몬 변화로 피부에도 갑작스러운 변화가 생긴 모양이다. 팬데믹이 공식적으로 종료될 무렵이라 더 이상 마스크로 가리고 다니기도 어렵겠다 싶어 의학의 힘을 빌리기로 마음먹고 병원으로 향했다. 두근두근. 시키는 대로 얼굴을 깨끗이 씻고 머리띠로 이마까지 시원하게 깐 다음, 과도하다 싶을 만큼 눈이 부시게 환한 조명 앞에서 사진을 찍은 뒤 상담실장과 함께 모니터를 들여다보았다. 매일 보는 얼굴이지만 이런 식으로 뜯어보려니 좀 묘하다. 예나 지금이나 비슷비슷한 상태일 줄 알았는데, 어째 내가 기억하는 내 얼굴이랑 퍽 달라서 당황스럽기도 하다. 미간이며 눈가며 입 주변에 주름이 자글자글하고, 무엇보다 전반적으로 아래쪽으로 처져 있다. 만유인력을 이렇게 몸으로 체감하게 된다.

병원에 발을 들이기 전에 미리 나름의 선을 그었다. 정신 똑바로 차리고 영업 멘트에 넘어가지 말자고. 당장은 없앨 수 있어도 금방 다시 생기기 쉬운 종류의 잡티라고 하면 그냥 돌아서 나오자고. 괜히 돈은 돈대로 쓰고 피부랑 마음만 상할 테니까. 상담실장의 분석에 따르면 (왜 의사가 분석해 주지 않는 걸까?) 다행히도 내 광대를 덮고 있는 거대한 잡티들은 그다지 어렵지 않게 없앨 수 있다고 한다. 이 병원이 보유한 무슨 무슨 복잡한 레이저를 요렇게 저렇게 섞어서 오마카세 식으로 지지면 된다나. 오…… 오마카세요? 일식집도 아니고, 대체 무슨 소리인진 모르겠지만 그럴싸하다.

상담실장이 들이민 패키지 상품 중에서 하나를 골라 과감히 백수십만 원을 결제했다. 여러 가지 레이저 시술을 13회에 걸쳐 나누어 받는 건데, 처음 2~3회까지는 눈에 띄게 진한 잡티를 집중적으로 태우는 레이저를 사용하고, 딱지가 자연스레 떨어지면 얼굴을 전체적으로 환하게 만들어 주는 레이저로 바꾸는 모양이다. 설명을 들을수록 점점 빠져든다. 결국 처음 결심과는 달리 너무 쉽게 카드를 긁고 말았는데, 애초에 돈 쓰러 간 것이긴 하지만 은근히 쪼그라들어 더 자세히 묻지도 못하고 얼렁뚱땅, 뭐 그렇게 되었다. 병원이 너무 멋지다거나 상담실장이 거만해서가 아니라, 그러잖아도 요즘 좀 기죽어 있어서 그랬나 보다. 완경 전과 후로 많이 변한 외모 탓도 있다. 대부분, 아니 몽땅 안 좋은 쪽으로만 변했다. 사람 작아지는 거 한순간이다. 하지만 한편으론 일시적인 변화일 거란 믿음을 오랫동안 놓지 못했다. 요즘 좀 피곤하니까 그런 거겠지, 며칠 잘 쉬면 예전으로 돌아갈 거야. 그도 그럴 것이 셀카를 찍어 보면 이렇게 귀엽고 깜찍할 수가 없는 걸. 물론 입을 벌려 턱을 뾰족하게 만들고(볼살도 없어 보인다), 눈을 한껏 크게 뜨고, 모공이 사라지도록 피부 보정 기능을 최대치로 올리긴 했지만 그래도 난 이렇게 생긴 게 맞다고! 그러다 모임에서 다른 사람이 찍어 준 사진을 받아 보면 당황스럽기 짝이 없다. 거친 피부에 잔뜩 찌푸린 미간에 불도그 같은 볼살과 턱살까지, 사천왕상이 따로 없네. 이런 사진은 알아서 지워도 될 텐데 왜 굳이 보낼까 생각하지만, 상대방이 환하게 웃으며 말한다. "사진이 너어무 잘 나왔죠!" 아, 네…… 그래요, 고맙습니다……. 최선을 다해 꾸미고 나간 자리에서 피곤하냐는 소리 듣는 일도 점점 더 자주 생긴다. 전날 여덟 시간쯤 푹 자고 세끼 든든하게 챙겨 먹었는데도 그렇게 보이나 보다. 자연스러운 변화로 받아들여야겠지만 너무 싫다. 목에 칼이 들어와도…… 아니지, 칼이 들어오면 얘기가 달라질 것 같긴 하지만, 어쨌든 싫은 건 싫은 거다.

갱년기 증상으로 몸 이곳저곳이 아프기 시작했을

땐 건강만 되찾으면 더 바랄 게 없다고 부르짖었는데, 운동과 식사 조절 등으로 컨디션이 좋아지고 나니 어느새 마음이 슬그머니 바뀌었다. 한마디로, 이제 좀 살 만하니까 갑자기 여기도 맘에 안 들고 저기도 맘에 안 드는 거다. 그놈의 외모! 외모란 한 겹 껍데기에 불과한 거라지만 그 얇은 껍데기가 사람을 얼마나 괴롭히는지 모른다. 거울 속 모습이 마음에 드는 날엔 온종일 자신감이 넘치고, 그렇지 못한 날엔 그저 구석으로 숨어들고만 싶다. 자존감이 땅바닥으로 떨어지다 못해 땅속을 파고 들어간다. 이만큼 나이를 먹으면 초연해질 줄 알았는데 턱도 없다. 오히려 오늘의 나를, 가장 반짝이던 과거 어느 시기의 나와 비교하며 불행해한다.

피부과에 한 달에 두 번꼴로 1년을 꼬박 다녔다. 덕분에 대부분의 잡티가 사라졌고, 서비스로 점까지 빼 주어 얼굴이 환해졌다(라고 주위에서 칭찬하니 믿어 보자). 현대의학 최고다. 내친김에 보톡스 주사도 맞아 볼까? 사실 목주름도 어떻게 좀 손보고 싶고, 안면 거상술이라는 게 또 그렇게 효과가 끝내준다니 그 또한 무지하게 궁금하다. 애초에 피부과도 워낙 겁쟁이라 갈까 말까 꽤나 오랫동안 고민했는데, 일단 발을 들이니 미용 시술에 대한 마음의 허들이 급격하게 낮아졌다. 이런 건 소문내지 않고 조용히 혼자 예뻐져야 한다는데 난 왜 이 모양인지 온 사방에 호들갑을 떨었다. 리쥬란? 울세라? 또 무슨 무슨 시술이 있다던데! 그러자 주위에서 한마디씩 했다. '중년의 위기'를 맞이한 거냐고. 뭐? 중년의 위기? 이 유명한 표현을 처음으로 한 건 심리학자 카를 융이다. 그의 설명에 따르면 이런 감정 문제는 마음이 병들어서가 아니라 건강하다는 증거이며, 마음 스스로 적절한 균형을 찾으려고 시도하는 중에 일어나는 거란다. 인간은 약 40세 전후에 중년기를 맞이하니, 그때부터는 지나온 삶을 돌아보며 생의 후반부를 맞이해야 한다고…… 여기까지 고개를 끄덕이며 동의하다 멈칫했다. 생의 후반부라니, 벌써?

완경되었다는 선 생식 기능이 영업을 종료했다는 의미고, 그렇게 따지면 남은 건 정말로 후반부뿐일지도 모르겠다. 하지만 사회적인 나이라면 얘기가 다르다. 뭐니 뭐니 해도 카를 융은 1875년 생이다. 그 시대엔 예순 살이면 할머니, 할아버지 소리 듣는 게 자연스러웠겠지만 이젠 환갑 잔치라는 단어가 어색하다. 웬 잔치? 심지어 칠순에도 가족끼리 단출하게 식사하는 경우가 대부분이다. 그러니 오십 대는 아직 어르신 명함을 내밀긴 이르다. 한참 뛰어다니며 일해야 하는 나이다. 여기저기 몸이 좀 쑤실 때도 있지만 대체로 청년인 것이다. 이삼십 대 독자들은 의아하게 생각할지도 모르겠다. 이 작가가 나이 먹고서 왜 이러냐며 한심하게 생각할지도. 하지만 시간이 흐른 어느 날, 여러분도 나처럼 화들짝 놀랄 것이다. 몸 나이와 마음 나이의 괴리가 이토록 크다는 것에.

하여간 이래저래 고민한 끝에 미간에 보톡스 주사를 맞았다. 다른 건 너무 무서우니 일단 요것만. 생애 첫 보톡스지만 워낙 오래전부터 미용 목적으로 널리 쓰인 약물인 데다 주변에 경험자도 워낙 많아 별로 겁나진 않았다. 어째 나 빼곤 다들 맞아 본 것 같을 정도로. 주사를 맞은 뒤 당장은 아무런 변화가 없었는데 이삼일쯤 지나자 슬슬 미간과 이마에 힘이 들어가지 않는다. 특히 눈을 부라리려고 해도 부라려지질 않는 게 신기하다. 나는 평소에 꽤 호들갑을 떠는 편이라 대화 중에 손짓발짓은 물론이고 눈알을 데굴데굴 굴리며 오만 표정을 짓는다. 그런데 갑자기 인상을 쓸 수 없게 되니 사천왕상 같던 얼굴이 관세음보살로 변한다. 이 평온하고 팽팽한 미간, 믿을 수가 없네. 보톡스의 신기한 효과는 서너 달 정도 지속되었다. 앞으로도 종종 보톡스의 힘을 빌릴지는, 아직은 잘 모르겠다. 아무래도 꽤 뻣뻣하고 불편했다. 하지만 큰 행사 같은 걸 앞두게 된다면 고민할 것 같다.

미용 시술을 경험해 보니, 단순히 카드를 긁는 것 이상의 일이라는 생각을 했다. 레이저나 주삿바늘이 아파도 꾹 참아야 하고, 상처에 생긴 딱지를 벅벅 긁고 싶지만 버텨야 한다. 인내심과 정성이 꽤 들어간다. 무엇보다, 시간 여유가 상당히 필요하단 걸 알게 되었다. 레이저 치료 시간은 짧지만, 치료 전에 얼굴을 깨끗이 씻고 마취 크림을 바른 후 효과가 충분히 발휘될 때까지 한참 기다려야 하는 시간도 필요하고, 치료 후엔 피부관리실로 이동해 팩이든 뭐든 하며 달아오른 얼굴을 달래야 하니 그 시간도 감안해야 한다. 그 와중에 머리는 완전히 엉망이 되는데, 치료하기 쉽도록 헤어밴드나 타올로 머리를 단단히 감아 놔서 그렇다. 얼굴은 벌겋고 머리는 붕 뜬 모습으로 병원에서 나온 후엔 고개를 푹 숙이고 무조건 곧장 집으로 달려가게 된다. 그런 채로 아는 사람이라도 마주친다면, 와, 상상만 해도 아찔하다. 그러니 피부과에 가는 날은 하루 일정을 빼놓는 게 마음 편하다. 나를 위해 통째로 사치스럽게 보내는 날이라고 생각하면 괜히 기분도 좋다. 그래, 언제 또 이런 여유를 가져 보겠어. 피부 노화고 뭐고, 일단은 즐기자.

물론 세월을 이길 수는 없다. 당연하지, 결국 지는

싸움이다. 애초에 인간 따위가 자연의 흐름과 우주의 섭리에 맞서 싸우는 건 어림도 없는 소리다. 하지만 동시에, 언제까지나 건강하고 산뜻해 보이고픈 욕심이 드는 것도 사실이다. 조금이라도 더 오래 현역 취급을 받고 싶어서겠지. 욕심에서 비롯된 딜레마란 걸 안다. 어른답지 못하고 매 순간 흔들리는 자신이 한심스러울 때도 있다. 어쨌든 간에 최소한 세월의 속도보다 먼저 달려가 버리는 것만큼은 피하고 싶다. 내 나이로 보이는 거야 어쩔 수 없겠지만, 나이보다 더 들어 보이긴 싫다는 얘기다. 할 수 있는 데까지는 외모 관리를 해 보고 싶다는 얘기다. 돈과 시간과 인내심이라는 삼박자가 골고루 맞아떨어져야 가능할 것 같은데, 과연 어떻게 되어 주려나.

{ 9 }
갱년기의 추구미

피부과에서 받은 잡티 제거 시술의 효과는 약 1년 반 정도 지속되다가, 서서히 다시 색이 진해졌다. 3년쯤 지난 지금은 체감상 30~40퍼센트가량 돌아온 느낌이다. 실망하지 않았다면 거짓말이다. 하지만 효과가 영구적이지 않다는 얘긴 원체 많이 들었던 터라 어느 정도는 예상하고 있었다. 아무튼 덕분에 1년 반 동안 퍽 흡족하게 지냈다. 그리고 무엇보다, 뭐든 직접 해 봐야 직성이 풀리는 사람답게 돈과 시간을 들이니 개선이 되긴 하더라는 걸 몸소 느껴 볼 수 있어서 만족한다. 나에 관한 데이터를 이렇게 하나 더 쌓은 셈 치는 거지, 라고 꽤나 의연하게 말하고 있지만…… 사실 지금 잡티 따위는 문제도 아닌 일이 생겼다. 이름하여 주사피부염이다.

주사피부염이 짜증 나는 이유는 684,839가지쯤 되는데, 당장 이름부터 너무 별로다. 주사는 한자로는 酒齄라고 쓰는데, 술에 취한 것처럼 붉다는 의미다. 대체 누가 붙인 명칭인지 모르겠지만 술주정인 주사酒邪와 동음이의어라 증상의 심각성과 별개로 놀림의 대상이 된다. 심지어 나는 술도 마시지 않으니, 주사피부염이 생겼다는 얘기에 술 좀 줄이란 반응이 돌아오면 얼마나 열받는지 모른다.

나의 주사피부염은 코로나 팬데믹이 끝날 무렵에 시작되었다. 처음엔 종일 마스크를 쓰고 있으니 살짝살짝 피부가 쓸리면서 벌게진 거라고만 생각했는데, 어라, 마스크와 전혀 상관없는 부위도 빨갛게 변하기 시작하길래 당황했다. 마침 잡티를 제거하느라 피부과에 주기적으로 다니고 있기도 해서, 따끔따끔한 레이저 때문에 잠깐 달아오른 건가 싶기도 했다. 하지만 잡티는 옅어지는데 홍조는 어째 꿈쩍하지 않더니, 오히려 면적이 확장되기 시작했다. 그동안 여러 가지 피부 트러블을 겪어봤지만 이 증상은 완전히 새로운 장르였다. 그래도 설마, 이러다 말겠……지? 그렇게 1년 정도 속수무책으로 있다가 결국 받아들였다. 중년 여성에게 흔히 나타난다는 주사피부염이 내게도 닥친 것이다. 곱게 자란 입에서 욕이 나왔다. 젠장!

갱년기의 안면홍조가 모두 주사피부염인 건 아니다. 체온 조절이 잘되지 않아 얼굴이 확 달아오르며 땀이 나는 증상은 파도처럼 갑자기 밀려왔다가 사라지곤 한다. 하지만 주사피부염은 그렇게 왔다 갔다 하는 게 아니라 언제나 그 상태이다. 홍조를 기본 장착한다고나 할까. 양 볼이 수줍은 듯 발그레해진 정도일거라 생각하면 오산이다. 전문가들이 이야기하는 주요 증상은 홍조(넓은 면적이 붉게 변한다), 모세혈관 확장(작고 빨간 점이 잔뜩 생긴다), 농포(크고 작은 고름 주머니가 잡힌다) 등이 주로 코와 뺨 등 얼굴 중심부에 나타나는 것이다. 나의 경우 미간과 이마 일부, 콧등과 턱 끝부분이 자주색으로 변했고, 양쪽 눈 아래부터 양 볼 아래쪽까지 여덟 팔八자 형태로 모세혈관이 확장되어 흉터처럼 가늘고 긴 모양으로 선명한 붉은색을 띠었다. 그 와중에 눈 주위는 원래 얼굴색 그대로라, 마치 태닝에 실패한 것처럼 보여서 퍽 우스운 모양이 된다. 스키장 흰 눈밭의 반사광에 심하게 익은 얼굴에서 고글 쓴 부분만 멀쩡하게 허연 것과 비슷하달까. 더 나쁜 소식은, 모세 혈관이 확장되면서 모공이 넓어져 피부 표면이 울퉁불퉁해졌다는 것이다.

그래서 대체 원인이 뭘까? 모른다. 지금까지 밝혀진 게 없다. 장난해? 심지어 완치도 어려우며, 그저 나아졌다 심해졌다 하기를 반복할 뿐이란다. 호르몬이 이래서 무서운 거다. AI니 뭐니, 온갖 기술이 이렇게 발전했지만 여전히 호르몬으로 인한 질환엔 딱 이거다 싶은 치료법이 없는 경우가 많다. 탈모의 가장 큰 원인으로 꼽히는 안드로젠도, 당뇨의 핵심 문제인 인슐린도 모두 호르몬이다. 주사피부염을 비롯한 다양한 갱년기 증상 역시 그 중심엔 호르몬이 있다. 티끌보다 작은, 눈에 보이지조차 않는 물질이 인간의 몸뚱이를 잘 굴러가게도 만들고 괴롭혀 주저앉히기도 한다. 어쨌든, 그동안 전문가들이 원인을 추측하기론 너무 덥거니 혹은 너무 추워서일 수도 있고, 맵고 자극적인 음식 때문일 수도 있단다. 혹은 술, 자외선, 유전적 요인, 내분비 이상, 피부 장벽 손상 등으로 인한 것일 수도 있고. 치료법 역시 애매모호하고 두루뭉술한데, 콕 집어서 이걸 바르거나 먹으라는 게 없이 뭐가 되었든 자극적인 건 다 피해 보란다. 자극적인 것이라, 뭐가 있을까? 나의 지난 시간을 갑자기 돌아보게 된다. 그다지 도파민만 지향하며 산 것도 아닌데…….

잠깐, 혹시 머리 염색약 때문일까? 나는 두 달에 한 번꼴로 뿌리 염색을 하고 있다. 아무래도 약이 독하긴 할 것이고, 염색약 알레르기가 있는 사람도 많다는 이야기도 들어서 불안한 마음에 후다닥 검색해 보니 온갖 글과 사진이 뜬다. 내 벌건 얼굴과 비슷한 것도 같고 아닌 것도 같다. 약국에 가 보라는 이야기에 후다닥 달려갔다. "제 얼굴이요, 혹시 염색……" 말을 꺼내기 무섭게 거기까지만 듣고도 약사는 다양한 알레르기약을 내밀며 마음에 드는 걸로 고르란다. 성분은 거기서 거기라고 해서 개중 하나를 골라 와 4일 연속으로 약을 먹었는데 변화는 없었다. 마법처럼 홍조가 사라지길 바랐건만 실망이다. 그 와중에 유제품 때문일 거라는 말도 있어 3주 넘게 우유, 요거트, 치즈, 버터를 싹 다 끊어 보았다. 살은 조금 빠진 것 같고, 기분은 우울했고(어지간한 간식거리는 먹지 못한다), 얼굴은 그대로였다. 밀가루가 영향을 줄 수도 있다길래 또 냅다 끊어 봤고(우울을 넘어 불행했다), 유산균이 좋다길래 탈탈 털어 넣었지만 이것도 아니고 저것도 아니었다. 그러니까, 어지간한 건 다 해 봤다는 얘기다. 원인을 몇 가지 꼽아 본 후 그걸 하나하나 들여다본 거다. 아니, 실은 아직 해 보지 않은 게 있긴 하다. 피부과 전문의의 진료를 받는 것. 사실 제일 먼저

해야 했을 일인데 왠지 최후의 수단처럼 느껴져서 계속 미뤘다. 의사마저 별 방법이 없다고 하면 정말로 암담할 것 같아서 혼자 할 수 있는 걸 찾아 열심히 머리 굴려 본 거지만, 이제야말로 때가 된 것 같다.

50년간 쌓은 검색 실력을 동원해 피부과 전문의를 열심히 찾아보았다. 레이저에 보톡스에 뭐에, 온갖 시술을 하는 피부과는 많기도 많은 데 비해 피부 질환을 치료하는 피부과는 참으로 드물다니 요지경이다. 어렵사리 병원을 찾아 진료를 받았다. 의사는 정확한 이유는 알 수 없으니(예상했다) 길게 보고 꾸준히 다양한 방법을 써 보자고 권유했다. 우선은 혈관을 수축해 홍조를 완화한다는 레이저 시술을 몇 회 받고(3회에 약 60만 원), 동시에 항생제를 먹고 연고를 발라 보자고 했디. 문제는, 앞서 언급한 대로 신장 질환 가족력 때문에 평소에 영양제라든가 무슨 무슨 즙, 엑기스 따위를 되도록 피한다는 거다. 그 흔한 운동용 단백질 보충제도 먹지 않을 정도다. 그러니 아침저녁으로 항생제를 복용하라는 처방에 당황할 수밖에. 그래도 이왕 병원을 찾은 거니 말 잘 듣고 한 번에 끝내자는 생각으로 외쳤다. "선생님, 잘 부탁드립니다!"

꼬박꼬박 약을 먹고 연고를 발랐다. 되도록 같은 시

간에 먹었고, 같은 분량을 발랐다. 2주 간격으로 레이저 치료도 받았다. 그렇게 두 달이 지났지만 손톱만큼도 변화가 없다. 의사도 몹시 안타까워한다. 어찌나 상냥한 말투로 안타까워하는지 내 마음이 아릴 정도다. "아이고, 우리 어머님 속상하시죠." 의사가 건넨 말은 안면홍조로 병원을 찾는 어머님이 무척 많으며, 어떤 어머님은 진료 도중에 눈물을 쏟기까지 하신다는 말이다. "어머님만 주사피부염으로 고생하는 게 아니니 힘내세요." 예, 알겠어요. 알겠으니 제발 그놈의 어머님 소리 좀 그만⋯⋯. 어쨌든 나 같은 사람이 숱하게 많다는 사실이 은근히 위로된다. 이 나이의 여성에게 흔한 증상이라는데 어쩌겠냐 싶기도 했다.

그때부턴 붉은 기를 요령 있게 가리는 기술을 익히자는 쪽으로 생각이 바뀌었다. 혼자 일하다 보니 굳이 화장할 필요가 없어진 지 오래되어 요즘 어떤 제품이 잘 나가는지, 뭐가 유행인지도 잘 모르는 상태다. 이럴 땐 유튜브가 최고다. 인기 많은 트렌디한 메이크업 아티스트의 유튜브도 무척 많지만, 4050의 심금을 울리는 건 역시 4050 메이크업 아티스트다. 중년 메이크업, 홍조 메이크업 등의 키워드로 검색해 조회수가 많은 순서대로 동영상을 정렬하니 놀랍게도(실은 놀랍지 않다) 피부 홍조 커버 영상이 맨 위에 뜬다. 재생 버튼을 누르니 맨얼굴의 중년 여성이 등장해 손을 흔들며 밝게 인사를 한다. 그 모습이 묘하게도 낯설지 않다. 벌건 얼굴, 만유인력에 저항하지 못해 길어진 인중, 안으로 말려 들어가 얇아진 윗입술, 눈가 주위엔 기미가 퍼져 있고 입 주변은 주름진…… 아, 매일 보는 내 얼굴이랑 너무 비슷하다. 갑자기 신뢰도가 급상승한다.

영상 몇 편을 진지하게 시청한 후 화장대를 재정비했다. 버릴 건 버리고 살 건 샀다. 메이크업 제품은 눈으로 보고 골라야겠지만 어째 매장에서 테스트해 봐도 알쏭달쏭하다. 백화점이든 올리브영이든 조명도 썩 마음에 들지 않고 거울도 자그마해서 답답하다. 그보다는 소파에 편히 드러누워 구매 후기를 들여다보며 모바일쇼핑을 하는 게 오히려 속 편하다. 제일 먼저 산 건 초록빛이 은은하게 도는 컨실러로, 진흙이랑 이끼를 반반 섞어 곱게 간 것 같은 색상이라 대체 이걸 얼굴에 어떻게 바르라는 건가 싶다. 역시 모바일쇼핑은 이래서 안 되나 봐. 그런데 막상 홍조가 심한 부위에 요걸 얇게 펴 바르니 퍽 자연스럽게 어우러져 '어머나' 소리가 저절로 나온다. 이이제이, 오랑캐는 오랑캐로 제압한다더니 홍조는 이끼 같은 색의 컨실러로 커버하면 되는 모양이다. 감동적이다.

파운데이션도 새로 장만했는데, 오랫동안 쓰던 것보다 조금 어두운 걸로 골랐다. 마음 같아선 여전히 제일 밝은색으로 바르고 싶지만(소위 '21호 쿨톤 병'이다) 이젠 피부톤이 예전같지 않다는 현실을 받아들이기로 했다. 어느새 퍽 얇아진 윗입술은 실리콘 립브러시를 이용해 입술 선 바깥으로 자연스럽게 뭉개듯 발라 도톰해 보이게 하는 연습도 열심히 한다. 퇴근하고 돌아와 얼굴을 씻기 전에 실컷 그림을 그려 보는 거다. 화장도 자꾸 해야 기술이 는다. 그뿐만 아니라 옷을 고를 때도 변화를 주기 시작했다. 선명한 빨간색과 노란색 옷을 무척 좋아하지만, 얼굴을 더 벌겋게 보이게 하니 피하게 되었고, 턱선과 목의 탄력이 떨어져서인지 가슴골이 깊고 넓게 파인 상의도 이젠 부담스러워졌다. 그렇다고 해서 좋아하는 걸 하루아침에 포기하고 싶진 않다. 빨간색이나 노란색 같은 명도가 높은 색상은 상의보다는 얼굴에서 멀리 떨어진 하의나 액세서리에 활용하고, 깃이 달린 셔츠나 니트로 목선을 커버하면서 단추를 하나 더 풀어 젖히는 식으로 타협하는 중이다.

노화를 순순히 받아들일 것이지 뭘 그렇게 꾸밀 생각을 하느냐고 비웃을지도 모르겠다. 이젠 보여지는 모습보다 몸속 건강이 제일이라는 걸 나도 머리로는 안다. 또한 갱년기 증상 중엔 홍조 따위보다 훨씬 심각한 문제도 있다. 콜레스테롤과 골밀도 수치, 혈압 변화 등 실질적으로 생명을 위협하는 것들이다. 하지만 당장 거울 속의 내 얼굴이 너무 선명한 뻘건 색이라 매번 마음이 사정없이 흔들린다. 홍조의 딜레마란 흰머리 뿌리 염색과 비슷한 데가 있다. 뭘 그렇게 '뿌염'을 자주 하냐, 두피 상한다, 흰머리 좀 나는 게 뭐 어떠냐, 하는 등의 말을 주위에서 쉽게 하지만 당사자인 내 마음은 그렇지 않다. 흰머리가 늘어난 만큼 사회에서 받는 시선도 달라질 것 같다는 걱정이 있다. 꼬박꼬박 뿌리 염색을 하는 사람에게 이유를 물으면 으레 '피곤해 보이기 싫어서'라는 대답이 돌아온다. 단순히 나이 들어 보이는 것과는 다른 이야기다. 피곤해 보이면 건강에 문제가 있을지도 모른다는 인상을 주기 쉽고, 자칫하면 업무 수행 능력을 의심받게 된다. 저 사람 좀 시들해 보이는데 이번 일을 맡아서 할 수 있을까, 리더가 될 수 있을까, 부지불식간에 이런 평가(혹은 의심)를 받게 된다. 이 문제에 대해선 남성보다 여성이 예민하게 굴 수밖에 없다. 일하는 여성은 경력을 쌓는 내내 온 사방의 의심과 맞서 싸우며 자신을 증명해야 한다. 스스로의 의심과도 싸워야 하고. 그래서 뿌리 염색을 하고 컨실러로 홍조를 가리는 것이 자기 관리의 영역이 되기도 한다. 오랜 시간을 들여서 쌓아 온 전문성이 행여나 불필요한 요소로 오해받을까 하는 우려 때문이다. 괜한 걱정이라고 치부할지도 모르겠지만, 뻘겋고 얼룩덜룩한 얼굴로 땀까지(갱년기엔 땀이 많이 난다) 흘리고 있자면 혹시나 상대에게 침착하지 못한 사람, 감정 기복이 심한 사람, 사연 있는 사람, 나아가서는 후줄근하고 자기 관리에 실패한 사람으로 보이는 건 아닐까 하는 걱정에 절로 움츠러든다. 여기에 노안 때문에(절대 못마땅해서가 아니다) 눈살과 양미간을 한껏 찡그린 채로 "저기요" 한마디 하면 중년의 진상 캐릭터로 전락하기 딱 좋다. 억울하다. 일일이 설명할 수도 없고.

인스타그램이나 유튜브에선 소위 실버 인플루언서, 롤모델로 추앙받는 사람을 쉽게 찾을 수 있다. 가시처럼 마른 몸과 자그마한 두상, 풍성한 머리숱의 소유자다. 허리가 굽었거나 오다리면 안 되고, 꼿꼿한 자세를 고수해야 하며, 피부도 깨끗해야 한다. 반드시 꼼꼼히 뿌리 염색을 할 필요는 없는 모양이고 심지어 완전히 백발이어도 괜찮지만, 대신 전체적인 스타일이 끝내주게 멋있다는 공통점이 있다. 그래야 많은 사람의 환호를 받을 수 있는 '멋진 어르신' 상으로 보일 수 있는 것 같다.

아마도 전문가가 개입해 매만진 결과일 것이고, 길고 긴 촬영 끝에 하이라이트 장면만을 추려서 편집했겠지. 그걸 짐작하면서도 속절없이 그들의 잘 관리된 모습에 영향받는다. 그렇지 않은 내 모습은 마치 자기 관리에 실패한 것처럼 여겨져 자괴감마저 느낀다. 실버 인플루언서, 실버 롤모델의 요건은 그뿐이 아니다. 고령에도 불구하고 매우 건강할 것. 속은 어떨지 모르지만, 최소한 겉모습은 아픈 기색이 전혀 없어야 한다. 혈색도 좋아야 하는데, 갱년기의 벌건 홍조와는 격이 다른 화사한 혈색이다. 얼굴 주름도 너무 많지도, 너무 없지도 않고 적당(?)해야 하는데, 그렇다고 피부 시술을 한 티가 나면 별로다. 주름조차 꾸민 듯 안 꾸민 듯, '꾸안꾸'가 그 세상의 '추구미'다.

이 이야기엔 그렇다 할 결론이 없다. 그들만의 세상과 달리 현실의 내 세상에서는 주사피부염이 여전히 진행 중이다. 갱년기에는 이전에는 없던 증상이 하루아침에 덮치기 일쑤이고, 대부분 랜덤 뽑기다. 내가 운 나쁘게도 주사피부염이란 패를 뽑은 것일 뿐. 만성 피부질환이 사람 마음을 얼마나 힘들게 만드는지 직접 겪어 보고야 알게 되었다. 이렇게까지 자존감을 깎아 먹힐 줄은 미처 몰랐다. 언제쯤 괜찮아질까, 이 또한 지나가는 것일까, 혹시 그렇지 않으면 어떡하지, 계속 이렇게 살아야 한다면……

 이쯤에서 멈추자. 생각이 깊어지고 길어질수록 울적해질 뿐이다. 나는 그저 매일 수시로 만트라를 외운다. 이 모든 것이 너를 잡아먹지 못하게 하라. 어둠에 먹히지 마라.

{ 10 }
전성기에 적령기가 어딨어?

서른 살이 코앞에 다가왔을 무렵엔 몹시도 혼란스러웠다. 어마어마한 두려움과 두근두근한 기대감이 번갈아 밀어닥쳤다. 왠지 대단한 전환기를 맞이하게 될 것 같으니 그 전에 할 수 있는 건 미리 다 해 놔야 한다고 생각했다. 공부든 일이든 재테크든 연애든 모두 정점을 찍어 봐야지. 근사한 취미 한둘쯤은 있어야 하고, 외모 관리도 필수고. 그렇지 못하면 멋진 어른으로 발돋움할 절호의 찬스를 놓칠 것 같아 몹시 전전긍긍했다. 새삼 희한하다. 서른이 뭐라고 그렇게 불안해했던 걸까?

이유야 여럿이겠지만, 가장 큰 문제는 역시 주입식 교육이겠다. 이십 대야말로 인생의, 콕 집어서 여자 인생의 황금기이고 전성기이며 그 이후엔 내리막이 기다릴 뿐이라는 세뇌 교육 말이다. 스물다섯 살을 넘은 여자는 12월 25일의 크리스마스 케이크 재고품 같은 취급을 받는다는 얘기가 농담이랍시고 TV방송에 버젓이 등장하던 시절의 이야기다. 그럼 정말로 이십 대가 황금기처럼 느껴질 정도로 좋기만 했었나 돌이켜 보면, 당연하지만 '아니요'다. 젊고 아름다운 시기라는 말은 얼핏 들으면 멋지게 느껴지지만 생각하기에 따라 어마어마하게 부담스럽다. 갓 사회생활을 시작해 아직 그렇다 할 기반을 쌓지 못한 청년에게 몇 년 내로 대단한 성취를 이루지 못하면 인생이 끝날 거라며 윽박지르는 셈이니. 특히 나는 학교를 졸업하자마자 곧바로 프리랜서로 경력을 쌓았기에 조언을 구할 만한 선배도, 의지할 동료도 없는 상황이라 더욱 어쩔 줄 모르고 허둥댔다.

그래서 서른 살 생일이 오는 게 그렇게도 싫었나 보다. 혼자 있으면 안 될 것 같아 친구들을 잔뜩 불러선 술집에서 자정을 넘기며 고래고래 소리 지르고 노래했다.

"또 하루 멀어져 간다아~ 머물러 있는 청춘인 줄 알았는데에!"

1970년대에 태어난 사람에게 김광석의 노래 「서른 즈음에」의 영향력은 너무나 컸다. 그렇게 고작 서른을 앞둔 것만으로도 사정없이 흔들리며 불안해 할 정도였으니, 코앞의 삼십 대는 물론이고 사십 대의 삶을 상상해 볼 여유가 없었다. 마흔? 그 나이가 되면 그냥 늙는 것 말곤 할 게 없지 않을까? 천지를 모른 채 생각했다.

그런데 막상 삼십 대에 접어드니 세상은 여전히 재미있는 것 천지였고, 나도 친구들도 어느 때보다 쌩쌩했다. 오히려 경력이 쌓이며 소득도 늘어나니 예전보다 더 잘 놀 수 있었다. 나이 먹은 만큼 더 풍성하고 근사한 기회가 눈앞에 펼쳐졌다. 덕분에 두려움 없이, 꽤 가벼운 마음으로 사십 대를 맞이했다. 역시나 꽤 좋았다. 좋은 사람들과 다양한 일을 했고, 신나게 여행도 다녔고, 몇 권의 책도 썼다. 1인 가구의 가장이자 1인 기업의 사장으로 일에서도 일상에서도 안정감을 느끼게 되었달까. 그런데 오십을 앞두고 완경을 맞이하면서 몸과 마음 건강에 위기가 찾아왔다. 하지만 이로 인해 정신 차리고 나를 잘 챙겨야겠다는 마음을 먹게 되었으니 전화위복이라고 스스로를 다독인다. 하루하루 충실히 잘 살아가야지. 그런 시각으로 내 부모 세대를 다시 생각해 본다. 그들의 청년기를 상상하고, 중장년기를 돌아보고, 현재를 들여다본다. 어쩌면 나는 그들 안에 쌓인 역사를 무시하고 그들의 잠재력에 눈을 감은 채 그저 챙겨 드려야 하는 무기력한 노인이라고만 생각했던 건 아닐까?

대학교에서 산업디자인을 전공하던 때의 일이다. 아마도 1995년이었던 것 같은데, 수업의 하나로 '미래 주택 전시관'이라는 곳을 단체 견학했었다. 당시는 새로운 밀레니엄을 앞두고 유난히 미래 어쩌고 하는 전시와 공모전 등의 이벤트가 많이 열렸었다. 내가 찾은 곳은 30년 후의 주택을 구현해 본 일종의 모델하우스여서, 집 안 곳곳에 가상의 전자기기 모형이 설치되어 있었다. 영상 통화 기능이 있는 냉장고라든가 손짓만으로 불을 켜고 끌 수 있는 조명등 같은 것들. 그런데 집 안이 온통 미래 지향인 와중에도 안방만큼은 꿋꿋하게 예스러웠다. 바닥엔 노란색 장판을 깔았고, 진한 체리색의 나무 문갑 위엔 백자와 청자를 올려놓은 인테리어가 다였으니까. 전시관 안내원에 따르면 장노년층이 기술 발전 속도를 따라잡는 건 무리일 거로 예측해서 그렇게 꾸민 거란다. 하지만 이상했다. 30년 후엔 나도 50대가 될 텐데, 그때 가서 갑자기 내가 이런 공간을 원할 것 같지 않았다.

당시에 상상했던 미래가 딱 요즘이다. 그때부터 지금까지 삐삐와 시티폰, PCS를 거쳐 이젠 스마트폰을 온종일 끼고 산다. 이젠 십 대나 칠십 대나 사용하는 스마트폰 기종도 거기서 거기고, 숏폼 영상에 중독되기도 매한가지다. (물론 영상의 내용은 서로 다르겠지만.) 당장 내 부모만 봐도 욕망이나 목표 따위에 초월한 도인 같은 어르신이 아니다. 어찌나 바쁘게 사시는지, 나보다 더 약속이 많고 장단기 계획도 잔뜩이다. 그러고 보니 5년째 같은 스마트폰을 쓰는 나와 달리 폰도 최신형을 쓰신다(부럽다). 나 역시 그들을 본받아 욕망이 들끓는 오십 대를 보낼 것 같고, 육십 대 이후에도 펄펄 날아다닐 계획이다. 그러니 정말이지 아프면 곤란하다. 개인만 그런 게 아니라 사회가 통째로 곤란해진다. 백 세 인생이란 그저 듣기 좋으라고 하는 말인 줄 알았는데, 한국인의 평균수명이 정말로 100세에 가까워지는 중이다. 보험개발원 발표에 따르면 2024년 기준 여성의 평균수명은 90.7세, 남성 평균수명은 86.3세란다. 사상 처음으로 여성의 평균수명이 90세를 돌파한 것이다. 이제 장노년의 건강 상태는 곧 사회 전반의 건강 상태가 되었다. 이들이 건강해야 젊은 세대의 부담이 적어질 것이다. 예전 같았으면 슬슬 은퇴를 생각할 나이에도 한참 더 일해야 한다. 좋든 싫든 사회의 기둥 역할을 계속해야 하는 것이다.

    나는 25년을 쉬지 않고 일했지만 앞으로도 현역이

고 싶다. 일에서든 일상에서든 상황이 허락하는 한 내 손으로 하나하나 해 나가고 싶다. 하지만 한 살 한 살 나이 먹는 사이 어쩔 수 없이 감내해야 할 것도 생길 테다. 기억력이 감퇴할 것이고, 몸의 반응 속도도 느려지겠지. 새로운 기술이나 용어를 익히는 것도 점점 더 많은 시간이 필요할 만큼 서툴 것이다. 변화에 적응하느라 머뭇거리는 나를, 내 뒤에 줄 서 있는 사람들은 가만히 기다려줄까? 이 사회는 나이 든 나에게 얼마나 너그러울 수 있을까? 나만 이런 고민을 하는 걸까? 남들은 어떻게들 살아갈까? 갱년기란 이런 질문을 무방비로 맞이하는 시기다. 나는 내가 당당히 완경을 맞이할 거라 믿었지 이렇게 사정없이 흔들릴 줄 몰랐다. 몸이 축나니 마음까지 축난다. 앞서 이십 대에 뭐든 성취하고 완결짓지 않으면 이후의 인생이 내리막일 것 같아 두려웠다고 했는데, 이젠 그게 아니란 걸 안다. 오히려 갱년기야말로 그런 시기다. 이제부터 어떻게 하느냐에 따라 남은 40년, 50년 삶의 질이 왔다 갔다 할 것이다.

 갱년기의 갱은 한자로 '更'이라고 쓴다. 운전면허를 갱신한다고 할 때의 갱, 새롭게 바뀐다는 의미다. 어차피 통과해야만 하는 길고 어두운 터널 같은 시기라면, 이왕 이렇게 된 거 팔뚝 걷어붙이고 쾌적하게 보수해야지. 전구도 새것으로 갈고, 반짝반짝하게 청소도 할 테다. 나를 돌봐 주고 응원하고, 제대로 갱신해 나갈 테다. 노화의 증거라고만 생각했던 완경과 갱년기는, 나 하기에 따라 오히려 성장기가 될 수도 있다.

{ 11 }
안 해 봐도 알 것 같다고요?
위험합니다

"회원님, 크리스마스이브에 뭐 하셨어요?" 지난겨울 어느 날, 헬스 트레이너의 질문에 멈칫했다. 뭘 하긴커녕 얌전히 집에만 있었으니까. 스마트폰 건강 앱에 따르면 나는 그날 하루 약 320보를 걸었다. 온종일 앉아 있거나 누워 있었다는 뜻이다. 그나마 화장실에 갈 때도 폰을 손에서 놓지 않아 320보가 기록된 거다. 그렇게 대답하니 트레이너의 눈이 둥그레진다. "집에 있었다고요? 크리스마스인데요?"

그렇게 놀랄 일인가 싶지만, 한편으론 이해된다. 이십 대 중반의 청년에게 크리스마스는 1년 중 손꼽을 만큼 큰 이벤트일 테니. 좋은 사람과 멋진 곳에서 기억에

남을 만한 시간을 보내고 싶겠지. 남 이야기처럼 말하고 있지만 실은 나 역시 그 나이땐 그랬다. 한 달 전부터 애인이랑 어디서 뭐 먹을지, 어떤 선물이 좋을지 고르느라 법석을 떨었다. 크리스마스만? 밸런타인데이와 화이트데이, 만난 지 100일 되는 날, 서로의 생일 등 무슨 무슨 이름이 붙은 기념일엔 몽땅. 그러고는 꼭 그런 날에 높은 확률로 싸우고 헤어지곤 했지만. 어쨌든 열정이란 게 있었달까. 하지만 요즘의 나는 크리스마스라는 소릴 들으면 '어이구 몸 사려야지'라는 생각부터 든다. 날은 춥지, 눈이라도 오면 길 미끄럽지, 사람은 많고, 바가지요금에…… 그러자 트레이너가 고개를 끄덕였다.

"저희 부모님도 크리스마스엔 외출을 잘 안 하시더라고요."

그럴 줄 알았다. 역시 내 나이대 사람의 크리스마스가 다 그렇지. 그러잖아도 이런 열정이 사그라든 마음이 떠나보낸 이벤트가 이미 숱하다. 한여름의 음악 페스티벌과 가을날의 불꽃축제, 벚꽃과 단풍 구경도, 인기 있다는 전시회도 이젠 어지간해선 엄두가 나지 않는다. 정 궁금하면 유튜브로 찾아보게 되겠지.

바뀐 건 특별한 날을 대하는 태도만이 아니다. 삶이 전반적으로 단순해진 느낌이랄까. 연초엔 으레 한껏 거

창한 새해 목표를 세우곤 했는데 그 역시 퍽 소박해졌다. 옷장을 싹 다 뒤집겠다며 주먹을 불끈 쥐었다가 멋쩍게 양말 서랍을 정리하는 정도로 타협하고, 매일 일기를 쓰겠다고 쇼핑 사이트에서 다이어리를 검색하다가 불현듯 쓸데없이 돈 쓰지 말고 있는 스마트폰 앱이나 사용하자고 마음을 접는 식이다. 체력 소모도 덜 할 테니 얼마나 현명하냐고 자위하면서. 요즘은 사람도 가려서 만난다. 누가 나를 찾으면 겁부터 나기도 한다. 괜스레 귀찮은 일이라도 생길까 봐 그렇다. 단체 카톡방에 다들 잘 지내냐는 두루뭉술한 인사는 던져도, 일대일 대화는 현저히 줄었다. 무소식이 희소식이라잖아, 별일 없겠지. 어차피 SNS를 통해 대중의 근황은 알고 있다.

여행할 때도 비슷한 변화가 생겼다. 가고 싶고 먹고 싶고 사고 싶은 목록을 몇 미터는 써 내려갈 수 있던 때도 있었지만 이젠 달라졌다. 어디가 되었든 비슷비슷한 장소를 이미 여러 곳 가 보았고, 음식 사진만 봐도 어떤 맛일지 대충 알 것 같다. 기념품은 결국 예쁜 쓰레기가 될 것도 이미 안다. 그저 내 몸 편한 게 제일이라, 야경은커녕 해 지기 전에 숙소로 들어가 드러눕기에 바쁘다. 밤길, 위험하기나 하지. 거의 해 본 거라 궁금하지도 않다. 언제 해 봤냐면…… 십여 년 전쯤? 아닌가, 몇십 년 전인가?

　한때는 나 없는 데서 재미있는 일이 일어날까 봐, 혹시라도 그 재미를 놓칠까 봐 마음이 급했다. 그땐 돈은 좀 부족했어도 시간과 힘과 열정이 넘쳤는데, 어느새 반대로 바뀌는 것 같다. 내 안에 심어 둔 셀프 제동장치가 나이를 먹으며 점점 더 성능이 좋아지는 모양이다. 덕분에 혼자 살고 혼자 일하고 혼자 여행하면서도 대체로 별탈 없이 무사하니 감사하고 다행스러운 일이지만, 한편으론 아쉽다. 연륜과 경험이 재단한 기준에 매여 수많은 재미를 놓치고 사는 게 아닐까. 갱년기에 접어든 나이의 나도 한 번쯤은 내일이 없다는 듯 앞뒤 재지 않고 빠져 보고 싶다. 좋아하는 덕질에 빠져 은행 잔고를 탈탈 터는 걸로도 모자라 대출까지 받은 사연으로 예능 프로그램 고민 상담 콘텐츠에 등장한 사람처럼 말이다. 얼마나 짜릿할까? 저런 사람은 매일 도파민이 쫙쫙 나오겠지? 나도 좋아하는 아이돌이 있고, 즐기는 취미가 있고, 갖고 싶은 물건이 있으니 실행만 하면 된다. 하지만 언제나 내가 나를 엄청난 속도로 진정시킨다. 워워, 적당히 해. 일상에 방해되지 않을 만큼만.

　그렇게 점점 냉소적인 인간이 되어 가나 보다. 오스카 와일드는 "냉소주의자란 모든 것의 값어치(price)를 알면서 그 어떤 것의 가치(value)도 모르는 사람"이라고 이야기했다. 뜨끔하다. 살면서 겪은 경험과 크고 작은 성취를 통해 어지간한 것들의 값어치는 그만저만 알게 된 것 같지만, 그 가치와 중요성까지 알고 사는 걸까. 직접 몸을 일으키는 대신 척 봐도 안다며 입으로만 훈수 두는 시기. 중년은 냉소의 덫에 걸리기 딱 좋은 때다.

마침 좋아하는 팟캐스트에서 돌파구가 될 만한 힌트를 얻었다. 영화와 음악 이야기를 다루는 『김혜리의 필름클럽』의 작은 코너인 「즐겁게 한 것들」인데, 진행자가 지난 한 주 동안 발견한 즐거움에 관해 짧게 이야기 나눈다. 뭐 그리 대단한 것이 나오는 건 아니다. 새로 발견한 카페라든가 좋아하는 뮤지션의 신곡, 동네 반찬가게 이야기 같은 거다. 그런데 거창하지 않아서 오히려 더 흐뭇하게 듣게 되고, 자연히 내 지난 한 주를 돌아보게 된다. 나에게도 새로운 즐거움이 있었던가. 문득 안 하던 짓을 하고 싶어졌다. 뭐가 들어 있을지 모를 랜덤박스를 시도하기로 한 것이다. 평소 루틴과 효율에 목매는 스타일이라 뭐든 계획한 것만 사곤 하니 분명 적잖이 스트레스가 되겠지만, 그래도 한 번쯤은 눈 딱 감고 도전! 한참 동안 장바구니에만 넣어 뒀던 랜덤 커피 원두와 지역 농협의 제철 채소 꾸러미, 꽃 농장에서 직배

송해 주는 저렴한 계절 꽃 모둠도 한 아름 샀다. 대체 어떤 게 올지, 택배가 도착하기 전까진 정확히 알 수 없는 것들이라 은근히 설렜다. 기다리던 택배를 받아 내용물을 확인하니 반갑기도 하고 당황스럽기도 한 게, 개중엔 미리 알았다면 선택하지 않았을 법한 것도 있어서다. 내 입맛이랑은 다른, 이를테면 강배전한 커피 원두라든가 핑크색 장미꽃, 당근과 가지 같은 것들. 하지만 이왕 왔으니 버릴 순 없지. 유튜브를 뒤져 가며 어설픈 시도를 했고, 어떤 것은 성공했고 어떤 것은 엉망이 되었다. 이런 경험은 스트레스라면 스트레스인데, 한편으론 좋은 자극이 된다. 평소답지 않은 일이 의외로 즐거울 수도 있구나 싶고, 심지어 창작의 기쁨마저 느낄 정도다. 그래, 랜덤박스를 열어 보길 잘했어. 이 기분이 사라지기 전에 뭐라도 더 해 봐야겠단 생각이 든다.

　이럴 때 부담 없이 시도하기 좋은 것이 원데이 클래스다. 인터넷을 검색하면 참으로 다양한 수업이 나온다. 일단은 만들기 수업 몇 개에 도전했다. 뜨개질 초보도 할 수 있는 작은 소품도 만들어 보고, 파스타와 수프와 샐러드도 지지고 볶고 썰었다. 접시에 그림을 그려서 가마에 구워 보기도 했다. 고작 몇 시간을 투자한 건데 수업이 끝난 후 손이나 뱃속에 남는 게 있어서인지 꽤 뿌듯하다. 원데이 클래스란 깊이 없는 얄팍한 체험에 불과할 거라 생각했는데, 직접 해 보니 오히려 그게 장점이다. 깊고 길게 고뇌할 필요 없이 달랑 하루 만에 산뜻하게 끝나니 좋다. 두 번째, 세 번째 기회를 좀처럼 허락하지 않는 한국 사회에서 요렇게 살짝 간만 보는 것도 꽤 신선한 일이다. 수박 겉핥기의 즐거움이랄까. 하긴, 다 큰 어른의 취미반은 입시준비반처럼 고통스러울 필요 없다. 덕분에 케이팝 댄스 왕초보 클래스도 무사히 수강했다. 나처럼 나이 많은 사람이 가도 될까, 연습실 사방이 거울이라던데 부끄럽겠지 하는 갖가지 걱정으로 망설였지만, 막상 수업이 시작되니 다른 사람을 신경 쓸 짬은 1초도 나지 않았다. 버벅대고 삐걱대느라 엄청 바쁘다. 아, 즐거워!

하루 수업으로 끝내기 아쉬울 땐 몇 주, 몇 개월 과정의 코스에 도전하기도 한다. 학교 수업은 그렇게도 싫더니 취미 수업은 뭘 배우든 즐겁다. 그야, 조금만 잘해도 어마어마하게 칭찬 받으니 기분 좋을 수밖에. 초급에서 중급, 고급 과정으로 올라가기라도 하면 승진한 것 같기도 하고. 코로나 시기엔 꽃꽂이 수업을 들었는데, 산더미 같은 식물의 잎과 잔가지를 다듬고 적당한 길이로 잘라 요리조리 꽂았다 빼기를 반복하는 사이 서너 시간이 훅 지나곤 했다. 그 시간 동안 온갖 시름을 싹 다 잊고 집중한 거다. 이 정도면 심리 치료 효과가 있다고 할 수 있지 않을까. 냉큼 소중한 쌈짓돈을 털어 10회 과정의 초급반에 등록해 두 달 반 동안 열심히 꽃 다루는 법을 배웠다. 덕분에 나와는 인연이 없을 장소라고 생각했던 꽃 도매시장에도 진출했다. 심지어 이젠 여행길에서도 으레 그 지역의 꽃시장을 찾는다. 부산, 방콕, 도쿄, 사이공, 이스탄불…… 계절 꽃을 한 다발 사 와서 테이크아웃 음료 잔에라도 꽂아 두면 숙소가 환해지고 마음도 로맨틱해진다. 나의 오랜 취미인 여행에 새로운 즐거움이 추가된 것이다.

또 하나, 요즘은 머리로만 생각하는 대신 입을 열고 굳이 소리 내 말한다. 이 집 반찬 새콤한 게 참 맛있다, 이 전시장 동선 참 잘 짰네, 오늘 하루 전반적으로 꽤 재미있었어. 오버쟁이란 소리를 들을지도 모르겠다. 하지만 소리 내 말하면 감각하는 것들이 더 구체적이고 적극적으로 느껴진다. 냉소의 덫에서 벗어나려면 이 정도는 해야 할 것 같다. 낡은 내 마음을 의류관리기에 집어넣은 옷처럼 탈탈 털어서 뽀송하게 만들겠다고 결심한다. 예전에 다 해본 거라며 심드렁하게 바라만 보던 것에 다시 도전하기도 하고, 아예 처음인 일에도 과감히 몸을 던져봐야지. 뭐든 좋다. 단 하나의 정답을 찾으려는 게 아니라 시도하는 일 자체에서 즐거움을 찾으려 한다. 시크한 고인 물보다 주책맞은 호기심쟁이가 되는 쪽을 선택하겠다. 냉소冷笑는 말 그대로 차가운 웃음일 뿐이다. 차가운 태도로 웃고 말면 편하고 쉬울 수는 있어도 무언가를 바꿀 힘은 없다.

나오는 말
어차피 지는 싸움, 극복이라뇨

10년 전, 그러니까 갓 마흔이 되었을 무렵엔 불혹不惑이란 표현이 그렇게 당황스러울 수 없었다. 마흔이라는 나이가 되면 자연히 사물의 이치를 터득하게 되어 무엇에도 흔들리지 않는다는 의미인데, 대체 무슨 소리인가 싶었다. 내 마음, 불혹은커녕 당장 1초에 500번씩 흔들리는 중이구먼. 그로부터 10년이 흘렀고, 여전히 사정없이 흔들리는 채로 쉰을 맞이했다. 한술 더 떠 지천명知天命, 하늘의 뜻을 알고 그에 순응하는 나이가 된 거라니 얼마나 부담스러운지. 실제로 주변에서 나를 대할 때도 이제 나이도 꽤 먹었고 경력도 그만큼 쌓았으니 속도 깊을 거라 기대하는 눈치인지라, 그때마다 새삼 다짐한다. 절대 입을 열지 말아야지. 바닥이 드러날 테니까.

그렇게 나만 쉬쉬하면 즐겁고 무난하게 나이 먹을 줄 알았다. 나이는 숫자에 불과하니 '나'는 언제나 그대로일 것만 같았다. 하지만 그렇게 될 리 없지. 마음은 그렇다 해도 몸의 나이테가 차곡차곡 새겨진 모양이다. 어느새 완경을 맞이하고 갱년기에 접어들었다. 그전까지 나는 대체로 오만했던 것 같다. 갱년기? 정신 똑바로 차리면 되는 거 아냐? 덥고 땀도 난다니 샤워를 자주 하면 되겠네. 하지만 실제로 겪은 갱년기는 일종의 천재지변이라, 혼자서 눈에 힘주고 버틴다고 될 일이 아니다. 싸워서 이겨내야 할 질병도 아니다. 그저 시간이 흘러 자연스럽게 그 시기에 도달한 것이고, 그로 인해 인생의 난도가 올라간 것이다.

이 변화를 싸움이라고 생각하면 나만 괴롭다. 필연적으로 지는 싸움이다. 나뿐 아니라 인류 누구나 진다. 우리 모두 공평하게 나이 들고, 기존의 사회적 위치에서 물러나 다른 곳으로 이동할 것이며, 길게든 짧게든 앓다가 죽을 것이다. 그러니 차곡차곡 준비해 살금살금 적응해 가자는 거다. 똑같은 비바람 앞에서 요만큼이라도 덜 힘들게 맷집을 미리 키워 놓자는 거다. 일이 벌어진 후에 정신없이 수습하는 것보단 예방하는 쪽이 훨씬 수월

하니까.

완경 전의 삶을 돌이켜 보면 대체로 상승 곡선이었다. 끊임없이 배우고 성장하고 성취하는 데서 기쁨을 느끼며 살았다. 이런 나도 언젠가는 늙고 낡을 거란 걸 머리로는 알지만 진심으로 받아들이진 못했다. 그런 나에게 갱년기의 온갖 증상은 일종의 경고 같았다. 더 늦기 전에 얼른 정신 다잡고 적응 훈련하라는 경고. 지난 몇 년간은 나의 상실을 애도하고, 우선순위를 정비하고, 미래를 현실적으로 그려 보는 시간이었다.

프리랜서로 25년 넘게 일하며 스스로를 관리하는 법을 익혔다. 나 혼자라도 출퇴근 시간을 정해 지키고, 주말과 주중을 분리하고, 되도록 매일 같은 시간에 식사하고 커피를 마신다. 돈 관리 역시 꼼꼼해야 한다. 프리랜서에겐 일정한 수입도 정해진 월급날도 없으니 자칫하면 남는 것도 없기 좋다. 이렇게 단속하는 이유는 오래 일하고 싶어서다. 하루이틀 일하고 말 게 아니니 정신 차리지 않을 수 없다. 마찬가지로, 남은 인생을 생각하면 잠이 확 깬다. 완경 후 한동안은 말 그대로 그로기 상태가 되어 축 늘어져 있었지만, 장기전이라는 걸 깨닫곤 마음을 굳게 먹었다. 하던 대로 똑같이 먹고 똑같이 뒹굴거렸을 뿐인데 이젠 온몸 곳곳이 아프고 불편하다.

체중도 급격히 불어난다. 그래서 생전 안 하던 운동을 시작하고, 건강한 먹거리를 고민하고, 커피 양도 조절하고, 이런저런 병원과도 친해지기로 했다. 새로운 루틴을 추가하는 것이다. 완성형 루틴이 아니라 오늘의 나에게 맞는 현재진행형 루틴으로.

그동안 몇십 년간 생리하느라 고생한 내 몸을 수고했다고 다독인다. 이제부터 갱년기로 새롭고 다채롭게 고생할 모든 동지도 다독여 주고 싶다. 내가 미리 알았다면 좋았겠다고 생각한 이야기를 책 속에 최대한 담으려고 했다. 부디 이 책이 도움이 되길 바란다.

나이 드는 몸 돌보는 법

: 완경 전에 알아야 할 체력, 시간, 돈 준비 가이드

2025년 9월 4일　　초판 1쇄 발행

지은이
신예희

펴낸이	**펴낸곳**	**등록**
조성웅	도서출판 유유	제406-2010-000032호(2010년 4월 2일)

주소
경기도 파주시 돌곶이길 180-38, 2층 (우편번호 10881)

전화	**팩스**	**홈페이지**	**전자우편**
031-946-6869	0303-3444-4645	uupress.co.kr	uupress@gmail.com
	페이스북	**트위터**	**인스타그램**
	facebook.com /uupress	twitter.com /uu_press	instagram.com /uupress
편집	**디자인**	**조판**	**마케팅**
사공영, 김은경	이기준	정은정	전민영
제작	**인쇄**	**제책**	**물류**
제이오	(주)민언프린텍	라정문화사	책과일터

ISBN 979-11-6770-133-6 04810
　　　979-11-85152-36-3 (세트)

※ 이 책의 일부는 전자책 『신예희의 갱년일기』(얼룩소, 2024)를 토대로 쓰였습니다.

프리랜서로 일하는 법
나를 지키며 지속 가능하게 일하는 태도의 발견

이다혜 지음

"나도 프리랜서가 될 수 있을까?" "돈을 안 떼이려면 어떻게 해야 하지?" "클라이언트에게 작업 단가로 얼마를 제시해야 하지?" "어떻게 해야 번아웃에 걸리지 않을까?" 프리랜서로 일하고 싶은 분들, 그리고 막 프리랜서로 발을 뗀 분들은 한 번쯤 이런 고민을 해 보았을 것이다. 이 책의 저자 이다혜 편집장 역시 이런 의문을 품고 일을 시작했고 지금은 자신만의 답을 찾았다. 방황은 여전히 현재진행 중이지만, 그는 지난 방황의 과정에서 배운 것이 참 많으며, 자신이 배운 점들을 기꺼이 나누고 싶다고 말한다. 프리랜서 선배가 꼭 필요한 조언과 노하우만을 선별해 꾹꾹 눌러 담은 이 책은 주체적이고 독립적으로 일하고 싶은 사람들에게 단비 같은 책이 될 것이다.

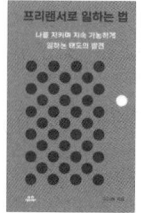

좋은 물건 고르는 법
현명한 소비생활을 위하여

박찬용 지음

사면서 살아갈 당신을 위해 라이프스타일 잡지 편집자가 제안하는 좋은 물건 고르는 법. 후디, 백팩, 스니커즈, 청바지, 시계... 하다못해 손톱깎이까지. 일상에서 흔히 쓰는 생활용품을 어떻게 하면 잘 고르고 현명하게 구매할 수 있을지는 물론, 그 물건에 관한 인식을 넓힐 기회를 선사하는 책이다. 저자는 우리 일상 속 물건을 이리저리 관찰해 보고, 생각해 보고, 알아보기만 해도 새로운 재미와 아름다움을 느낄 수 있다고 말한다.

궁궐 걷는 법
왕궁을 내 집 뜰처럼 누리게 하는 산책자의 가이드

이시우 지음

이시우 작가는 인스타그램에서 거의 매달 소수의 인원을 모아 함께 궁궐을 걷는 '궁궐을 걷는 시간'이라는 프로그램을 진행하고 있다. 이 행사를 진행하며 대부분의 관람객이 걷는 방향과는 다른 방향으로 발길을 돌리고, 일부러 잘 알려지지 않은 코스를 개척했다. 『궁궐 걷는 법』은 이처럼 작가가 다양한 궁궐의 표정과 언어와 마주치는 기쁨을 선사하는 새로운 산책길을 발견하고 소개하는 책이다. 각 꼭지에 있는 QR코드를 인식하면 블로그가 연결되어 작가가 직접 찍은 사계절의 궁궐과 자연 사진을 볼 수 있어 정말 산책하는 것처럼 책을 즐길 수 있다.

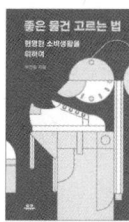
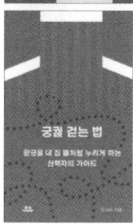

호흡하는 법
숨만 제대로 쉬어도 건강하다

조지 캐틀린 지음, 원성완 옮김

160년 전 아메리카 대륙을 여행하며 수많은 원주민을 만난 저자는 원주민 문화에서 문명인은 모르는 호흡의 비결을 하나 알아챈다. 그것은 바로 입을 꼭 다물고 '코'로만 호흡하는 것. 영유아기부터 입을 다무는 습관을 들이게끔 교육하고 그 습관을 평생 유지하는 원주민은 문명인이 겪는 여러 호흡기 질환이나 치아 질환, 안면 구조 변형으로부터 자유로웠다. 이 책은 저자 조지 캐틀린이 코 호흡의 중요성을 간파하고 이를 문명사회에 알리려 애 쓴 기록이다. 그리고 놀랍게도 저자가 주장하는 내용은 현대 의학에서 밝혀낸 사실과 부합한다.

산책하는 법
걸으면서 되찾는 나에 대한 감각

카를 고틀로프 셸레 지음, 문항심 옮김

칸트, 쇼펜하우어, 니체... 많은 철학자가 걷기를 사랑했지만, 산책에 관해 깊이 성찰한 철학자는 드물다. 카를 고틀로프 셸레는 미적 운동으로서 즐기는 산책의 기술을 알려 준다. 아무 생각 없이 움직이는 것은 아니지만 그렇다고 너무 진지해지지 않는 '유쾌한 놀이'로서 산책을 즐길 수 있는 방법에 관해 이야기한다. 셸레는 다양한 장소에서 균형 잡힌 방식으로 산책을 하면 신체와 지성을 동시에 돌볼 수 있다고 말하며 자연과 도시 산책은 어떻게 다른지, 산과 계곡, 숲, 정원에서의 산책은 또 어떻게 다른지 세세히 살펴본다. 이 책을 통해, 다양한 얼굴을 지닌 산책의 모습을 만날 수 있을 것이다.

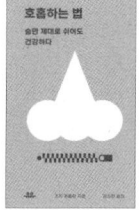
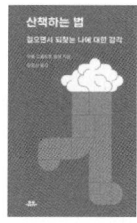